RECUEIL

DE

MÉMOIRES

DE CHIRURGIE.

DE L'IMPRIMERIE DE DEMONVILLE.

RECUEIL
DE
MÉMOIRES
DE CHIRURGIE,

PAR LE BARON D. J. LARREY,

Chirurgien en chef de l'hôpital de la Garde Royale, l'un des anciens inspecteurs généraux du service de santé militaire, premier chirurgien de la grande armée en Russie, en Saxe et en France, pendant les années 1812, 1813 et 1814, membre honoraire du conseil de santé des armées, commandeur de l'ordre royal de la Légion d'honneur, chevalier de l'ordre impérial de la Couronne de fer, membre de l'Institut d'Egypte, de l'Académie royale de Médecine, et de plusieurs Sociétés académiques, nationales et étrangères.

A PARIS,

CHEZ COMPÈRE JEUNE, LIBRAIRE,

RUE DE L'ÉCOLE DE MÉDECINE.

1821.

PRÉFACE.

Depuis la publication du dernier volume de mes Campagnes, je me suis occupé, autant que les circonstances me l'ont permis, à vérifier par une suite de recherches et d'observations recueillies à l'hôpital dont la direction chirurgicale m'est confiée, quelques préceptes que j'avais établis pour le traitement de certaines maladies peu connues, et que j'avais à peine indiqués dans ce quatrième volume. Ce motif, et le désir d'être utile à l'humanité, m'ont engagé à publier aujourd'hui ce Recueil; il se compose de Mémoires ou Notices, dans lesquels sont consignés les résultats de ces recherches, et les observations qui en dépendent.

Le premier de ces Mémoires a pour objet l'histoire du Moxa et son mode d'application. Ce remède héroïque, qui a fait plusieurs fois le sujet de mes leçons de chirurgie clinique à l'hôpital de la Garde, a spécialement fixé l'attention des médecins étrangers qui suivent habituellement ces leçons, et malgré le peu de confiance qu'ils avaient d'abord accordée à l'efficacité de ce remède, ils se sont rendus à l'évidence, et non-seulement ils en font aujourd'hui l'éloge, mais ils l'ont généralement adopté, comme le moyen le plus avantageux dans le traitement de quelques affections chroniques réputées incurables : telles sont la maladie de Pott (mal vertébral), celle de l'articulation coxo-fémorale, la phthisie pulmonaire, le squirre du pylore, etc.

Lady Morgan dit, à l'occasion de plusieurs sujets atteints de la première de ces maladies, que j'avais présentés en 1816, à la Société de l'Ecole de Médecine (1), et dont les observations sont rapportées dans ce Mémoire.

« Dans les assemblées de la Faculté de

---

(1) Bulletins de la Société de l'Ecole de Médecine, tomes V et VI.

» Médecine, des malades y sont amenés » quelquefois, pour joindre l'exemple » à la théorie; à la séance à laquelle » j'assistai, un membre cita plusieurs cas » de tumeurs suppurantes fort étendues, » qui avaient été absorbées et guéries par » l'application réitérée du Moxa : une de » ces tumeurs avait occupé tout un côté » du dos, et à en juger par les marques » extérieures, elle devait avoir contenu » près d'un gallon (4 litres) de fluide (1). »

Voici ce que m'écrivait à ce sujet, de Londres, le 24 avril 1817, M. le docteur Granville, médecin de S. A. R. le duc de Clarence :

« Je désire avoir, avec les instrumens » nécessaires, quelques moxas sembla- » bles à ceux que je vous ai vu employer » à votre hôpital, et je vous prie de vou- » loir bien m'indiquer la manière de les » faire, ainsi que le mode bien détaillé

(1) La France, par lady Morgan, tome II, appendice deuxième, article : Sciences médicales.

» de les appliquer ; car ici personne ne con-
» naît ce moyen.

» Je vais tâcher, d'après les succès que
» vous obtenez de leur emploi, d'en intro-
» duire l'usage. »

M. Granville me consultait ensuite sur l'état de quelques personnes affectées de maladies chroniques, sur lesquelles il désirait employer le Moxa.

La publication faite en 1812 de trois volumes de mes Campagnes, dont le premier renferme une planche représentant les instrumens du Moxa, avait déjà éveillé l'attention des praticiens sur ce moyen curatif ; depuis cette époque, le Mémoire accompagné de planches, inséré dans le quatrième volume du même ouvrage, publié en janvier 1817, ainsi que l'article *Moxa* du Dictionnaire des Sciences médicales (tome XXXIV), en ont répandu l'emploi dans toute l'Europe, et j'ai eu depuis longtemps la satisfaction d'apprendre que beaucoup de médecins étrangers en ont obtenu des succès inattendus.

Il serait à désirer qu'en France, on eût moins de répugnance à se servir de ce cautère bien moins cruel, sans doute, que celui de Pott, dont les douleurs, quoique moins vives, sont beaucoup plus pénibles, parce qu'elles se prolongent à l'infini. Les effets du Moxa sont d'ailleurs bien plus avantageux; je crois l'avoir démontré, et quoique le cautère de Pott soit encore préféré par plusieurs chirurgiens célèbres, j'ai tout lieu d'espérer que les observations répandues dans ces Opuscules, et l'expérience des médecins qui emploient actuellement le Moxa, convaincront tous les esprits, et dissiperont les préjugés qui existent encore contre cette cautérisation.

Depuis l'impression de ce Mémoire, j'ai recueilli un assez grand nombre de faits, qui confirment de plus en plus la vérité de mes assertions (1). Je me suis peu étendu sur

(1) Un de nos collaborateurs fera connaître, dans le plus grand détail, l'observation d'un grenadier à

l'exposé des maladies contre lesquelles j'ai employé le Moxa avec succès. Voulant me renfermer autant que possible dans le sens du titre de ce Recueil, j'ai cru pouvoir laisser aux médecins la faculté d'expliquer plus au long les effets du remède topique que je préconise ; je crois pouvoir faire observer à cette occasion qu'il est bien peu de maladies graves qui puissent être traitées avec certitude de succès, sans le secours de la chirurgie, que j'appellerai avec Marc-Aurèle

---

cheval de la garde, nommé Lemaire. Ce jeune homme a été traité dans mes salles, à l'occasion d'une blessure légère, d'une phthisie pulmonaire portée au troisième dégré : 25 à 30 Moxas, et un régime adoucissant, ont conduit ce malade à une guérison d'autant plus parfaite, qu'il a repris son embonpoint primitif.

M. le docteur Chardel, médecin distingué de la capitale, publiera sans doute aussi l'observation d'un tic douloureux de la face extrêmement violent, et contre lequel toute espèce de moyens avaient été vainement employés : 35 Moxas ont fait disparaître cette maladie, et madame de Ch***, sujet de cette observation, est entièrement rétablie.

Severin, Lapeyronie, et tant d'autres médecins célèbres, la médecine efficace.

J'ai consigné dans le deuxième Mémoire, le résultat des recherches que je faisais depuis long-temps sur le siége et les effets de certaines maladies du cerveau, telles que la nostalgie, ainsi que sur les causes de la différence des symptômes qui caractérisent les plaies des divers points de cet organe ; sous ce rapport, ce Mémoire me paraît mériter quelqu'attention de la part du lecteur; les observations qui font partie de ce travail, sont établies sur des faits authentiques et irrécusables ; je pense qu'elles pourront servir à éclairer le diagnostic de toutes les maladies de l'encéphale, et à indiquer le mode de traitement qui peut convenir à chacune d'elles. Quelques-unes de ces observations offrent un intérêt particulier.

Le troisième Mémoire, ou plutôt la Notice sur les propriétés de l'iris, est le développement de celle que j'ai communiquée en

1817 à la Société Philomathique (1). Je crois avoir fixé le premier, l'attention des anatomistes et des oculistes, sur l'indépendance des propriétés de cette membrane : les sujets des observations qui établissent la vérité de cette opinion, ont été présentés aux Sociétés de Médecine. Cette découverte, si elle n'est pas d'une très-grande importance, fait connaître du moins la vraie cause des mouvemens de la pupille, et la nature des aberrations morbides que l'iris peut éprouver, et éclairer le diagnostic de quelques maladies compliquées des yeux, qui font le désespoir des malades, et le sujet des vives inquiétudes du médecin.

J'ai reproduit dans ce Recueil deux autres Mémoires, déjà insérés dans des Journaux de médecine, j'ai cru que réimprimés dans ce volume, ils seraient plus à portée d'être lus par les jeunes médecins.

---

(1) Bulletins de la Société Philomathique, an 1817, pag. 134.

Le premier traite des plaies du bas-ventre avec lésion des intestins : ce sujet est presque neuf, et mérite une attention particulière ; les réflexions qui accompagnent les faits que j'ai rapportés, pourront être utiles aux praticiens, et fixer leur opinion sur les moyens à mettre en usage dans des cas analogues.

Le second a rapport aux fractures du col du fémur : cet accident trop fréquent laisse à la plupart des sujets qui en ont été frappés, des infirmités plus ou moins graves, telles que l'ankylose des pièces articulaires, la déviation du membre avec gêne dans ses mouvemens, une fausse articulation dans le lieu de la fracture, avec impossibilité d'une progression sûre : les appareils à extension permanente, dont beaucoup de chirurgiens font encore usage, produisent souvent des ulcérations chroniques à divers points de l'extrémité : d'autres praticiens laissent le membre dans un abandon total : ces deux extrêmes sont également fâcheux.

La méthode que j'emploie depuis long-temps, n'a aucun de ces inconvéniens, et je puis affirmer qu'elle a le double avantage d'atteindre le but qu'on se propose, sans causer aucun accident, et de favoriser la formation du cal, selon le vœu de la nature.

Les appareils qui font la base de cette méthode, sont simples et d'une facile application; on peut les employer, avec les modifications nécessaires, pour les fractures des membres supérieurs, ainsi que pour celles des membres inférieurs, qu'elles soient simples ou compliquées.

Les faits principaux de ces différens Mémoires, sont accompagnés de gravures que j'ai fait faire avec tout le soin possible, afin que le lecteur puisse se rendre raison des phénomènes remarquables rapportés dans mes observations.

Tel est le résultat de mes dernières recherches et de mon expérience; trop heureux si cette nouvelle production peut contribuer aux progrès de la chirurgie, et me donner un titre de plus à l'estime publique!

TABLE

DES MATIERES CONTENUES DANS CE VOLUME.

DE L'USAGE

DU MOXA.

PENDANT mes campagnes dans l'Amérique septentrionale, en Égypte et en Syrie, ayant été à même de vérifier ce que les Auteurs et les Voyageurs ont dit des grands avantages que les peuples de ces contrées retirent contre beaucoup d'affections morbides de l'usage du Moxa, j'ai saisi toutes les occasions qui se sont offertes dans ma pratique, pour faire l'essai de ce remède.

J'avais d'abord médité sur la nature des maladies qui m'ont paru en indiquer l'application; j'ai ensuite attentivement observé les effets de ce cautère dans son mode d'action, soit qu'on l'applique d'après la méthode des Anciens, généralement usitée, ou d'après les modifications que je lui ai fait subir; j'ai même suivi dans le cadavre les traces des impressions que ce cautère avait laissées, lorsque, son action devenue insuffisante par l'état trop avancé de la maladie, il n'avait pu entièrement rétablir l'équilibre de la vie.

Les résultats heureux et extraordinaires que nous avons généralement obtenus de son application dans un grand nombre de cas désespérés, m'ont porté à développer dans ce Mémoire l'article qui lui est consacré dans le *Dictionnaire des Sciences médicales*, où il n'en existe d'ailleurs qu'un très-petit extrait. Je crois que ce nouveau travail ne sera pas inutile au public imbu d'un préjugé fatal contre ce remède, ni aux médecins partisans de la médecine expectante, qui n'ont pas eu l'occasion d'exercer dans les grands hôpitaux.

C'est avec juste raison que les peuples de l'Asie et de l'Afrique ont fait le plus grand éloge du Moxa, non-seulement pour détruire beaucoup de maladies qui résistent à l'emploi d'autres moyens, mais encore pour les prévenir et conserver la santé. Certes, chez les nations européennes, ce remède souverain aurait joui plus longuement de sa réputation, justement méritée, si, à l'instar des Chinois ou des Egyptiens, on l'eût appliqué avec les précautions convenables. C'est en remontant à la simplicité et à la perfection de ce premier mode d'application, que nous sommes parvenus à retirer de ce moyen tous les avantages que les Anciens lui avaient reconnu, et à lui ôter les inconvéniens qu'on a eu également raison de lui attribuer, lorsque cette application n'était pas faite avec le degré de perfection nécessaire.

Dans la description que je vais faire de ce cautère, nous tâcherons de remplir l'attente du lecteur, en démontrant son efficacité d'après toutes les conditions supposées.

Je ne m'arrêterai pas sur son origine, qui paraît se perdre dans la nuit des temps, ni sur ses formes variées ou son mode d'application, selon les peuples qui s'en sont servi. On trouvera ces détails très-circonstanciés dans le Dictionnaire précité, au mot *Moxibustion*, du célèbre Percy.

Je donnerai d'abord la description du Moxa, tel que nous l'employons.

J'indiquerai ensuite son mode d'application, les régions et les points du corps humain sur lesquels on peut le poser, et pour en donner une juste idée, je joins à ce travail la figure d'une poupée que j'ai fait graver sur ses deux faces (1).

(1) Voyez la planche n° 2.

Ensuite je ferai connaître les propriétés spécifiques du Moxa, et ses effets en général, lors de son application.

Je retracerai succinctement les maladies contre lesquelles nous avons employé ce remède avec succès, en analysant autant que possible ses effets particuliers dans chacune de ces maladies.

Enfin je rapporterai les observations relatives que j'ai recueillies dans le cours d'une pratique de plus de trente années, d'après lesquelles, j'ose le dire, il ne sera plus permis de douter des grands avantages que l'art retirerait de ce cautère, s'il était plus usité.

Le cône ou cylindre du Moxa se compose d'une quantité relative de coton cardé qu'on roule sur une petite pièce de toile fine, assujettie par le bord au moyen de quelques points d'aiguille.

Ce cylindre conique doit avoir environ trois centimètres (un pouce) de longueur, et une épaisseur proportionnée; d'ailleurs, on en fait de grosseur différente selon les circonstances. Un Porte-Moxa représenté dans la planche n° 1, est destiné à fixer ce cylindre sur le point où l'on veut en faire l'application. L'anneau métallique de ce Porte-Moxa est isolé de la peau par trois petits supports de bois d'ébène, mauvais conducteur du calorique. Après avoir allumé l'extrémité du cône, on en entretient la combustion au moyen d'un chalumeau, représenté dans la même planche. Il ne faut pas trop presser la combustion, elle doit se faire lentement.

Pour bien appliquer le Moxa, on marque d'abord avec un peu d'encre le point où l'application doit se faire; on recouvre toute la région correspondante d'un linge mouillé, exprimé et percé dans son milieu pour laisser à nu le point marqué; ce linge garantit la peau du contact des étincelles. Après avoir mis le feu au sommet du Moxa, on en pose la base, retenue dans le Porte-Moxa, sur le point indiqué; et à l'aide du chalumeau, on le fait brûler jusqu'à son entière combustion.

Pour prévenir l'inflammation profonde et la suppuration abondante qui en serait le résultat, il faut appliquer immédiatement sur le point brûlé l'ammoniaque (alkali volatil fluor); cette application se fait avec le flacon même.

D'après les Auteurs, on peut poser le Moxa

sur toutes les parties du corps ; nous pensons néanmoins, avec quelques-uns d'entre eux, devoir en excepter, 1° toute la portion du crâne qui n'est recouverte que par la peau et le péricrâne ; ici les effets du Moxa, et à plus forte raison, ceux du cautère actuel, portent trop immédiatement sur les membranes cérébrales et sur le cerveau lui-même ; d'où il peut résulter des accidens funestes, ainsi qu'on en a vu un grand nombre d'exemples. Dehaën rapporte deux observations qui prouvent le danger de cette application sur cette région (1).

2° On ne peut pas non plus l'appliquer sur les paupières, sur le nez, ni sur les oreilles ; on évitera également son application sur le trajet du larynx, de la trachée-artère, sur le sternum, sur le corps glanduleux des mamelles, sur la ligne blanche au bas-ventre, et sur les parties génitales, à moins que ce ne soit sur le périnée, vers l'origine du canal de l'urètre, pour des engorgemens squirreux et chroniques de ces parties, notamment de la prostate.

---

(1) Voyez le tome II des Œuvres posthumes de Pouteau, page 44.

3° On doit aussi s'abstenir de l'application de toute espèce de cautère sur le trajet des tendons superficiels, et sur les points des articulations où l'on aurait à craindre d'entamer les capsules articulaires. (*Voy.* la planche n° 2.) Les points carrés de cette planche indiquent les lieux d'élection pour l'application de ce caustique, et les points ronds ceux que nous nommons de nécessité, ou commandés par la situation propre des maladies.

Les propriétés du Moxa sont différentes de celles du cautère métallique (fer rouge) dont les effets paraissent se borner au point touché par le feu. Cette partie est désorganisée à des degrés plus ou moins étendus, selon le volume, l'épaisseur du cautère et la force de son application. Elle est accompagnée d'une douleur vive, brusque, que le malade supporte avec peine, et quelquefois elle est suivie de la destruction des nerfs sous-cutanés, et d'une suppuration extrêmement abondante, tandis que le Moxa qu'on fait brûler lentement est moins effrayant, et que les douleurs sont graduées. Ce moyen d'ailleurs nous a paru communiquer dans les parties, avec une masse relative de calorique, un principe volatil, très-actif que fournissent les substances cotonneuses, lorsqu'elles sont en combustion. L'excitation et l'irritation qui résultent de la combinaison de ces deux produits développés par l'insufflation, se propagent de proche en proche jusqu'aux parties les plus profondes, de manière à rétablir l'action des nerfs affaiblis ou paralysés, à arrêter la marche de la cause morbide établie dans telle ou telle partie. Lorsqu'on ne veut obtenir du Moxa que des effets superficiels, on peut le laisser brûler sans se servir du chalumeau. (C'est la méthode de notre honorable collègue le baron Percy.)

Je tâcherai d'expliquer les effets excitans du Moxa, en parlant des causes des maladies pour lesquelles il nous paraît indiqué. Pendant son application, nous avons remarqué que le premier degré de chaleur cause au malade plutôt une sensation agréable que de la douleur, laquelle se propage, se développe graduellement, et va ensuite en augmentant d'une manière progressive; les dernières douleurs sont sans doute très-vives; cependant le sujet les supporte d'autant plus courageusement qu'il y est préparé, et qu'il sait par expérience, après une seule application, qu'elles sont dissipées à l'instant même par l'application immédiate de l'ammoniaque.

Le nombre des Moxas varie selon la nature et l'ancienneté de la maladie : on les pose un à un ou deux à deux; mais il faut laisser plusieurs jours d'intervalle entre chaque application, parce que les effets intérieurs d'un ou de deux Moxas au plus, équivalent à ceux d'un grand nombre appliqués au même instant et sur la même région. Mais outre que ces derniers seraient inutiles, ils auraient le double inconvénient de causer au malade une somme trop forte de douleurs qu'il ne pourrait supporter, et de produire en même temps, par la multiplicité des brûlures, une suppuration trop abondante, qui pourrait être suivie de fièvre traumatique et d'épuisement; ainsi donc, il ne faut en appliquer qu'un seul ou deux à la fois. Le temps humide est moins propre au succès de son application que le temps sec et serein, que l'on choisira de préférence pour faire cette opération. Pour favoriser ou seconder les effets efficaces de ce remède dans beaucoup de cas, il faut faire précéder son application par celle des ventouses sèches, mouchetées ou scarifiées, et la faire suivre de l'usage intérieur des remèdes appropriés à chaque maladie. Comme les ventouses sont un puissant auxiliaire du Moxa et que leur propriété révulsive a beaucoup d'analogie avec celle de ce cautère, nous nous permettrons, avant d'aller plus loin, une courte digression sur ce topique.

La ventouse est une sorte de vase de verre, ou d'autre substance transparente, telle que la corne, de forme pyramidale ou de celle d'une cloche, destiné à opérer un vide sur un point de la surface du corps où on l'applique, au moyen d'une pompe aspirante qu'on y adapte, ou d'une matière combustible qu'on enflamme dans son intérieur au moment de son application; notre intention, en nous servant de ce topique, étant d'opérer une révulsion relative des parties affectées intérieures vers l'extérieur, avec ou sans déplétion sanguine, selon les indications: j'estime que pour remplir cette intention avec tout le succès possible, on doit produire le vide sous la ventouse, au moyen d'une substance combustible, qui doit avoir pour résultat de raréfier ou de soustraire l'air qu'elle contient, en produisant une masse de calorique relative qui s'applique sur la peau, et pénètre dans son tissu, sans cependant produire de brûlure; en sorte que les vaisseaux capillaires organiques de cette enveloppe, après s'être gonflés par l'expansion des fluides aériformes qu'ils contiennent, n'étant plus comprimés par l'air extérieur qu'on a soustrait de la ventouse ou considérablement raréfié, sont légèrement enflammés par le contact du calorique que produit la combustion de la substance consacrée à cet usage, ce qui produit un érysipèle artificiel. Or, le procédé le plus simple, le plus prompt, le moins douloureux et le plus facile pour obtenir ce résultat, est de se servir d'une ventouse ordinaire, dans laquelle on fait brûler un peu d'étoupe fine : mais de manière que la combustion se fasse dans le fond du vase. On peut augmenter la masse du calorique et l'action de la ventouse, en versant sur l'étoupe quelques gouttes d'une liqueur alkoolique ; cela est nécessaire, surtout pour les ventouses sèches ou sans mouchetures.

La ventouse à pompe ne présente pas les mêmes avantages ; car, outre l'inconvénient de la pesanteur et celui d'avoir autant de ventouses garnies d'un tube à vis en cuivre, pour y adapter le cylindre à pompe qu'il existe de variétés de grandeurs, elle a celui de soustraire, avec l'air atmosphérique, la chaleur locale, et de produire un froid relatif sur la partie où le vide s'est opéré; et en effet, la température y baisse sensiblement. On n'obtient donc qu'un simple gonflement dans ce point de la portion du cutis, renfermée sous la ventouse, sans la moindre rougeur, en sorte que la dérivation est presque nulle : aussi a-t-on besoin de scarifications, ou de piqûres plus ou moins profondes, pour obtenir une quantité suffisante de sang; et ce genre de solution de continuité n'est pas sans inconvénient. Tantôt ce sont des filets de nerfs sous-cutanés qui sont lésés, d'où résultent des accidens nerveux; tantôt des artérioles qui produisent des hémorragies difficiles à arrêter, ainsi que nous en avons vu des exemples; et cet inconvénient est attaché à tous les instrumens à ressort qu'on ne peut diriger à volonté. Tandis que le scarificateur dont nous nous servons et que nous avons imaginé (1), fait des mouchetures aussi superficielles ou aussi profondes que l'on désire. D'ailleurs, ces mouchetures embrassent toute la surface rubéfiée par la ventouse, et sont faites avec presque autant de promptitude que celles qui résultent de la détente du scarificateur anglais ou

---

(1) C'est une espèce de flamme modifiée.

allemand, avec la différence que celles faites par notre scarificateur sont moins douloureuses et plus uniformes. Enfin, l'expérience nous a prouvé que nos ventouses étaient les meilleures et les plus commodes ; elles contribuent beaucoup avec le Moxa à la guérison des maladies, pour lesquelles ce dernier remède est indiqué ; elles conviennent surtout dans toute espèce de phlegmasie, et l'on ne peut établir de parallèle entre les sangsues et ce moyen.

Je vais retracer succinctement, et avec autant de méthode qu'il me sera possible, les maladies où le Moxa est indiqué, et je ferai connaître les modifications qu'on doit établir sur son mode d'application, selon chacune d'elles. Je commencerai par les maladies de l'appareil sensitif, et je suivrai successivement ainsi l'exposé de toutes celles où ce cautère est employé avec avantage.

§. I. *De la Vue.*

Le défaut d'action dans les membranes du globe de l'œil, la cataracte commençante, la faiblesse ou la paralysie récente des nerfs optiques, indiquent véritablement l'application du Moxa. On la fait sur le trajet des nerfs qui sont le plus en rapport avec ceux de l'œil, tels que le tronc et les principales branches du facial, celles du maxillaire supérieur et du frontal. L'excitation portée sur ces rameaux nerveux se propage successivement, et arrive par degrés jusqu'à ceux affectés du principe morbide, dont les effets se dissipent graduellement, et les propriétés vitales des organes lésés se rétablissent dans la même proportion. A la propriété excitante du Moxa, qui est la plus efficace, se joint, si l'on désire, la propriété révulsive et dérivative que produit la suppuration de la cautérisation du Moxa, lorsqu'on la laisse établir ; et il est facile de distinguer les cas où elle est nécessaire, de ceux où elle est inutile et quelquefois même nuisible. Par ce remède, nous avons arrêté surtout les progrès de l'amaurose, ou goutte sereine, et nous l'avons fait disparaître chez quelques sujets où la cécité était complète. On en trouve plusieurs observations dans l'histoire de nos campagnes ; mais celle du petit Anglais rapportée dans le 3e volume de ces Mémoires étant l'une des plus remarquables, nous allons en donner le précis.

Cette cécité, d'après les détails que le père de l'enfant nous donna, lui était survenue tout à coup au passage des Asturies, en Espagne, pendant le froid rigoureux de l'hiver que l'on venait d'essuyer. Ce froid avait dû nécessairement produire sur lui un effet d'autant plus nuisible, qu'il avait les cheveux récemment coupés très-près de la peau, et qu'il avait fait le voyage de la Corogne à Valladolid, les pieds nus. On ne pouvait douter chez cet enfant de l'existence de l'amaurose : cependant les iris conservaient encore leurs mouvemens.

Il serait difficile de peindre la situation du père, caporal dans l'armée anglaise, et l'affliction profonde où l'avait jeté le sort malheureux de son fils.

Comme la cécité était récente, nous conçûmes l'espoir de guérir le petit malade, d'ailleurs fort intéressant.

Après l'avoir fait placer avec son père dans la meilleure salle de l'hôpital, et l'avoir fait laver dans un bain savonneux, nous le mîmes à l'usage des amers diaphorétiques, et lui fîmes appliquer le Moxa sur le trajet du nerf facial, derrière l'angle de la mâchoire; on passa un liniment camphré sur la tête, qu'on eut soin de couvrir immédiatement d'un bonnet de laine.

A la 2e application du Moxa, l'enfant vit la lumière; à la 4e, il distinguait déjà les objets et les couleurs; enfin à la 7e application, les fonctions visuelles furent complétement rétablies.

Lorsqu'avec l'affection paralytique des parties de l'œil que nous venons d'indiquer, il se joint des symptômes de pléthore dans les vaisseaux des parties lésées, il faut faire précéder l'application du Moxa par celle des ventouses mouchetées ou scarifiées aux tempes, à la nuque, aux épaules, et pratiquer, s'il y a lieu, une saignée à la jugulaire ou à la temporale. Les sangsues, sans avoir les avantages des ventouses, ont l'inconvénient, surtout lorsqu'elles sont appliquées près de l'œil, de produire une ecchymose qui augmente l'asthénie intérieure et l'engorgement de la conjonctive.

Le nombre des Moxas sera relatif à l'ancienneté et à l'intensité de la maladie. On seconde les effets de ce remède efficace, par des fumigations aromatiques, révulsives, sèches ou humides, dirigées sur les yeux, de légères embrocations alkooliques camphrées sur les paupières, par l'usage intérieur du calomel, seul ou combiné à d'autres substances, selon les cas, et par les étincelles électriques dirigées sur la paupière supérieure, où l'on ne peut appliquer le Moxa, si elle est paralysée.

§. II. *De l'Odorat.*

Nous n'avons obtenu aucun succès de l'application du Moxa, chez quelques sujets qui avaient perdu l'odorat. Il paraît que les modifications particulières que les nerfs olfactifs éprouvent dans la membrane pituitaire, pour recevoir l'impression des odeurs, rendent le tissu nerveux de cette membrane inaccessible aux effets excitans et électriques du Moxa ; ainsi nous pensons que ce remède est inutile dans cette affection.

§. III. *Du Goût.*

Nous pourrions en dire autant du goût, et l'expérience nous a appris que le Moxa n'a point d'effet sur ce sens.

§. IV. *De l'Ouïe, de la Voix et de la Parole.*

Lorsque la surdité est l'effet de l'impression d'une cause sédative et stupéfiante, telle que le froid appliqué brusquement sur l'oreille, ou l'influence d'un air vif et humide sur cette partie, le Moxa appliqué sur le trajet des branches nerveuses du facial et autour du conduit auditif, rétablit les fonctions de l'ouïe. Les excitations calorifères de ce cautère, se communiquent d'autant plus facilement dans le nerf acoustique, qu'il a des anastomoses intimes avec le petit sympathique, et ce remède ne peut être remplacé par le vésicatoire.

Je pourrais rapporter un grand nombre d'exemples de guérisons obtenues par le Moxa dans le cas de surdité que j'ai supposé; je me bornerai à l'exposé succinct de quelques-uns d'entre eux.

Un jeune trompette de l'ex-garde à cheval, après s'être imprudemment baigné dans la Seine, au moment où il transpirait abondamment, fut tout-à-coup frappé d'aphonie et privé d'entendre les sons même les plus aigus. La nature de ces infirmités fut d'abord méconnue, et elles furent traitées comme étant simulées. Cependant le malade fut transporté à l'hôpital du Gros-Caillou pour y recevoir nos soins.

Après avoir appliqué plusieurs ventouses mouchetées à la nuque, aux parties latérales du cou, et entre les épaules, nous posâmes une série de Moxas sur le trajet des principales branches des nerfs que j'ai indiquées; à la troisième application, le jeune malade commença à entendre les sons aigus et à articuler quelques mots; aux septième et neuvième, la prononciation était presque parfaite, et l'audition très-perfectionnée; enfin, après le treizième Moxa, ce trompette fut renvoyé à son régiment parfaitement guéri.

Nous avons obtenu le même succès chez d'autres jeunes sujets, dont les observations sont rapportées dans mes campagnes, et chez lesquels il y avait mutité et surdité survenues par des causes analogues à celles qui avaient agi sur le trompette.

§. V. *Affections paralytiques du système musculaire.*

Nous allons maintenant observer les effets du Moxa dans les affections paralytiques du système locomoteur avec ou sans névralgie : je commence par cette première lésion.

Lorsque les mouvemens convulsifs et habituels de certains muscles (ce qui caractérise le tic douloureux), sont devenus chroniques, quelle qu'en soit la cause, ou sont le résultat d'une cause mécanique qui a affaibli le tissu des nerfs de ses muscles, le Moxa est parfaitement indiqué ; mais il doit être appliqué le plus près possible du siége du mal et sur le trajet des nerfs lésés. Cette lésion consiste dans l'engorgement chronique et inflammatoire du névrilème qui enveloppe les nerfs de la partie affectée. Ce remède porte une excitation sur les organes, opère ainsi une dérivation salutaire du principe morbide qui en altère le tissu, et y rétablit le cours du fluide nerveux.

Il ne serait pas également indiqué dans les névralgies aiguës provenant des causes spontanées, ni dans les affections tétaniques, parce qu'il augmente l'irritation et le tétanos. Nous l'avons vainement employé dans ce dernier cas.

Je vais rapporter quelques observations

qui ne laissent pas de doute sur le succès du Moxa dans le tic douloureux chronique, maladie que presque tous les médecins considèrent comme incurable.

Un jeune soldat de l'ex-garde impériale, attaqué d'un tic douloureux au côté gauche de la face, fut envoyé à l'hôpital militaire du Gros-Caillou, en 1811, six mois après avoir reçu un coup de fleuret à la pommette du même côté, et sur le trajet du nerf sous-orbitaire. Ce mal avait résisté à l'application des sangsues, aux linimens alkalins et aux vésicatoires qu'on avait posés sur la tempe et derrière l'oreille du même côté. Six Moxas, appliqués sur le trajet du sous-orbitaire des rameaux correspondans du nerf facial, firent disparaître pour toujours les contractions involontaires, convulsives et presqu'habituelles que le sujet éprouvait dans la région affectée.

Madame D*** était affligée, depuis plusieurs années, d'un tic douloureux qui prenait naissance au-devant de l'oreille droite, et s'étendait par rayons divergens, en suivant la direction des branches du nerf temporal, vers le sommet de la tête au front, et aux paupières de l'œil correspondant. Les accès étaient périodiques, mais très-violens. Ils étaient suivis de céphalalgie, de palpitations précipitées au cœur, d'oppressions, de spasme nerveux et d'un froid glacial aux extrémités. Les contractions convulsives des muscles des paupières déterminaient l'occlusion complète de l'œil, et privaient la malade de voir même la lumière de ce côté pendant tout l'accès : on avait vainement fait usage, en province et à Paris, d'un grand nombre de remèdes plus ou moins préconisés.

Après avoir vu cette dame dans l'un de ces accès, j'examinai attentivement les parties affectées, et je me fis rendre compte de tout ce qui pouvait m'éclairer sur les causes et la marche de cette maladie. Les principales branches temporales du nerf facial se faisaient sentir au doigt exercé, sous la forme et la dureté de petites cordes de violon, et la plus légère pression exercée sur ces cordons, causait les plus vives douleurs à la malade. Cette névralgie étant compliquée de la lésion de la plupart des organes de la vie intérieure, je remplis d'abord les indications que ces différentes altérations m'offrirent, et, lorsque je crus avoir isolé la maladie principale, je fis l'application du Moxa. Trois petits cylindres furent successivement posés sur le trajet du tronc et des principales branches du nerf facial, et six Moxas chinois sur les rameaux ou cordons que nous avons désignés plus haut.

Chaque application fut suivie d'une amélioration sensible, et tous les symptômes nerveux avaient entièrement disparu avant la neuvième. Cette dame est retournée parfaitement guérie à sa résidence habituelle, dans l'un des départemens du Nord, où elle jouit maintenant d'une parfaite santé.

Une deuxième, d'un âge plus avancé, madame de B*** était affectée depuis longues années d'un tic douloureux à tout le côté gauche de la face, avec un commencement d'hémiplégie, du même côté, dont les symptômes se manifestaient plus particulièrement pendant les accès de la névralgie. On avait vainement essayé un grand nombre de remèdes.

Je fis précéder chez cette dame, comme chez la première, l'application du Moxa, de celle des ventouses mouchetées et d'autres moyens indiqués. Elle a également subi un traitement propre à combattre la cause morbide de la névralgie, dont je n'aurais pu fixer la guérison sans ce traitement, qui a été continué fort long-temps après les Moxas, dont le nombre, tant grands que petits, a été porté à onze. A ma grande et agréable surprise, cette dame jouit maintenant d'une parfaite santé; cependant sa maladie était une des plus graves que j'aye vues.

§. VI.

La paralysie, proprement dite, a plusieurs degrés et une étendue relative; elle se borne quelquefois à l'asthénie des puissances locomotrices, sans que la sensibilité animale en soit lésée; dans quelques cas fort rares, cette dernière faculté est entièrement détruite, tandis que la contractilité des muscles reste intacte, ou bien ces deux propriétés sont affectées en même temps, ce qui constitue la paralysie complète. Souvent l'on observe aussi que l'affection paralytique des muscles, est accompagnée d'exaltation dans la sensibilité animale qui se caractérise par la douleur et les mouvemens contre nature et involontaires des membres lésés,

Dans les premiers cas, le principe morbide m'a paru porter ses effets sur la substance même des portions de l'encéphale, dans lesquelles les nerfs de la locomotion ou de la sensibilité animale prennent naissance ou dans leur propre tissu, cette substance nerveuse, une fois attaquée par ce principe morbifique, après avoir subi les altérations relatives aux périodes de la maladie, finit par s'atrophier et perdre entièrement ses propriétés vitales. Dans l'autopsie que j'ai faite des corps d'individus morts avec des paralysies anciennes, j'ai trouvé les nerfs du côté paralysé, beaucoup plus petits que ceux des membres sains, et de couleur terne, avec le caractère de l'atrophie.

La dernière affection ayant quelque rapport avec le tic douloureux, je commencerai par exposer les succès que j'ai retirés du Moxa dans cette maladie. Ici j'ai cru remarquer qu'à l'altération de la substance nerveuse, se joignait une sorte de phlegmasie qui s'empare du névrilème des nerfs ou des membranes cérébrales ou spinales, ce qui produit, avec l'asthénie dans les mouvemens, une névralgie relative. Le Moxa n'en est pas moins un remède efficace, et dans ce cas, il agit de deux manières, en portant une excitation sur le tissu affaibli de la portion de la moelle ou des nerfs affectés propre à y rappeler le fluide nerveux, et par la suppuration qui accompagne les brûlures du Moxa, laquelle opère une révulsion de la phlegmasie. Cette suppuration n'est pas nécessaire dans le cas d'une paralysie simple ou sans névralgie. Or, dans le premier cas, il faut laisser établir la suppuration dans les brûlures du Moxa, et ordinairement il est indispensable de faire précéder son application de celle des ventouses mouchetées, faite sur le trajet des parties lésées et d'après notre méthode.

M. P***, l'un des avocats de Paris, était affligé depuis trois ans, par suite de l'épuisement de ses forces, d'une paraplégie, avec névralgie caractérisée par la nullité ou l'impossibilité de la sustentation, de la progression, les douleurs vives presque permanentes, le tremblement des membres inférieurs, leur émaciation, l'insomnie, et une irascibilité extrême. On avait vainement essayé tous les moyens indiqués en pareil cas. La noix vomique, dont on avait voulu faire usage, avait aggravé la névralgie sans augmenter nullement la force tonique des muscles (1).

Après avoir appliqué plusieurs séries de ventouses à des distances convenables sur la région lombaire, et le trajet des principaux nerfs des membres inférieurs, j'ai commencé l'application du Moxa deux par deux, et en partant des points de la colonue vertébrale, où l'affection maladive paraissait prendre origine. C'était à la 10e et 11e vertèbre dorsale, dont les apophyses épineuses faisaient une saillie contre nature, et sur lesquelles l'impression du doigt était très-douloureuse.

Les premières applications calmèrent les douleurs, ce qui encouragea le malade. Les deux suivantes furent suivies à l'instant même de mouvemens spontanés dans les membres,

---

(1) L'essai que j'ai voulu faire de ce remède chez quelques-uns de nos paralytiques, a produit le même résultat; il n'est pas douteux que loin de dissiper la phlegmasie des membranes nerveuses, elle ne l'augmente ; j'ai remarqué que ses effets sont constamment pernicieux, et je pense, contre l'opinion de quelques médecins qui préconisent cependant ce remède, qu'il est un de ceux dont l'usage doit être proscrit en médecine.

et d'un calme si heureux, que pour la première fois, depuis long-temps, le malade dormit d'un sommeil parfait, et sans s'éveiller, l'espace de huit heures. Après le 8e Moxa, il a pu se tenir debout et faire quelques pas à l'aide des béquilles. Les douleurs et les tremblemens des membres avaient entièrement disparu au 10e, et la contractibilité des muscles s'était sensiblement accrue. Ensuite chaque application augmentait la force et l'action de toutes les propriétés vitales des membres ; en sorte que la nutrition s'y était également rétablie. Cette amélioration a été graduellement en augmentant, sous l'influence des Moxas que j'ai appliqués deux à deux, à des distances relatives, mais jamais à moins de cinq ou six jours d'intervalle. Je les ai laissés légèrement suppurer, pour les motifs que j'ai exposés plus haut. Arrivé au 26e Moxa, le malade a pu marcher et aller au spectacle à pied, avec un seul appui. Au 32e, j'ai cru qu'il était arrivé au plus haut degré de guérison possible, elle est même surprenante, c'est-à-dire que M. P*** marche fort long-temps à l'aide d'une canne, sans gêne et sans chanceler. Il n'éprouve plus de douleurs dans les membres, et ils ontrepris à peu près leur forme et leur grosseur primitives.

Il s'est offert chez ce paraplégique un phénomène assez singulier, que je n'avais pas vu d'une manière aussi sensible chez les autres paralytiques traités par le même moyen; chaque application produisait dans les pieds et les jambes des contractions aussi fortes que celles qui résultent du galvanisme dirigé sur les nerfs mis à nu de ces membres, expérience que j'ai faite le premier sur des membres récemment amputés (1).

A notre retour de la Belgique, en 1815, nous avons trouvé, à l'hôpital militaire du Gros-Caillou, deux soldats de la garde impériale affectés de paralysie avec névralgie à l'avant-bras et à la main, par suite d'un coup de balle reçu au bras. Chez l'un, le projectile avait traversé ce membre dans son tiers inférieur en passant derrière l'humérus; et chez l'autre, la balle avait traversé la partie moyenne du bras au-devant de l'os.

Chez les deux sujets, la paralysie se bor-

(1) Voyez le bulletin de la société philomatique, mai et juin, 1793, tome I.

nait à l'action musculaire, tandis que la sensibilité animale était exaltée. L'un d'eux surtout éprouvait les plus vives douleurs dans la main et les doigts, avec une sorte de fourmillement incommode à l'extrémité de ces appendices. On avait vainement employé les émolliens et les narcotiques, surtout l'opium. La paralysie et les douleurs n'avaient cessé d'augmenter, et ces blessés réclamaient l'amputation, comme le seul moyen de faire cesser leurs tourmens. Nous les rassurâmes autant qu'il fut possible, et nous leur donnâmes nos soins.

Après avoir fait laver les membres avec une forte savonnade, nous appliquâmes le Moxa au-dessus des cicatrices et sur le trajet des nerfs lésés, en procédant du haut en bas. Les douleurs, les fourmillemens se dissipèrent promptement, et le mouvement se rétablit par degrés dans tous les muscles de l'avant-bras et de la main. L'un des soldats sortit de l'hôpital parfaitement guéri, quelques mois après. Le 2e, qu'on avait envoyé au Val-de-Grâce, pour y être traité d'une éruption psorique, qui lui était survenue pendant le traitement de sa blessure, fut observé dans ce dernier hôpital par l'un de nos anciens élèves, M. Desruelles, qui lui continua l'application des Moxas, desquels on obtint les mêmes succès.

L'hémiplégie de la face avait été jusqu'à présent considérée comme incurable par les Auteurs, parce qu'on n'osait porter sur le visage le Moxa, qui en effet étant employé d'après la méthode usitée, produisait des ulcérations étendues et profondes dont les effets ou les accidens étaient quelquefois plus fâcheux que la maladie elle-même; c'est ce qui avait porté ces mêmes auteurs à défendre l'application de ce caustique sur cette région; mais les modifications que j'ai fait éprouver à cette méthode, m'ont mis à même d'appliquer le Moxa sur le visage, comme sur les autres parties du corps, seulement j'ai pris la précaution de faire les cylindres de coton plus petits et de prévenir la suppuration des points brûlés, par l'application de l'ammoniaque.

Les premiers sujets atteints de cette sorte d'hémiplégie et guéris par ce moyen, étaient de jeunes militaires de la garde impériale, qui par suite des bivouacs humides de la première campagne de Prusse et de Pologne, eurent l'un des côtés de la face paralysé. L'œil du côté affecté restait ouvert pendant le sommeil, la commissure de la bouche du côté opposé était entraînée par la contraction des muscles restés sains, etc.

L'application réitérée de petits Moxas sur le trajet des branches du nerf facial et sur quelques-unes des branches antérieures des paires cervicales, ont rétabli chez ces sujets l'action des muscles paralysés. Les observations de ces jeunes militaires sont inscrites dans les registres de l'hôpital des gardes, Je me dispenserai de les rapporter ici. Je me bornerai à celle d'une jeune personne, que j'ai eu l'occasion de traiter en ville avec le même succès. La maladie présentait les mêmes symptômes, mais elle reconnaissait une cause différente.

Mademoiselle de M***, devenue depuis madame D***, âgée d'environ 17 ans, d'une constitution nerveuse et très-delicate, réunissant aux grâces de l'esprit les qualités les plus rares, était affligée depuis son enfance d'une hémiplégie du côté gauche de la face, survenue à la suite d'une fièvre vermineuse. On avait vainement employé l'électricité et les douches d'eaux minérales. La difformité était extrême et donnait à cette jeune personne, d'ailleurs fort jolie, un aspect désagréable, surtout lorsqu'elle laissait échapper le moindre sourire. Le désir d'être débarrassée de cette horrible difformité la porta à accepter, contre l'opinion de plusieurs médecins, l'application du Moxa, que je lui proposai, comme le seul moyen efficace. Je fis faire exprès un petit Porte-Moxa, et j'appliquai les premiers cônes sur le trajet du tronc du nerf facial, à sa sortie du trou stylo-mastoïdien. De là, je suivis dans trois lignes divergentes la direction des principales branches de ce nerf, faisant ces applications à des distances relatives. Elles étaient douloureuses sans doute, mais la jeune malade, d'ailleurs très-courageuse, les supportait sans jeter un seul cri. L'application prompte et immédiate de l'alkali volatil fluor enlevait au même instant la douleur. Les escarres du Moxa se desséchaient et tombaient par petites écailles noires du 10e au 13e jour. Elles laissaient une très-petite cicatrice rougeâtre que le temps et les lotions savonneuses effaçaient entièrement.

A la 4e application, il y eut un changement sensible dans la maladie; cependant l'augmentation du mieux marcha lentement jusqu'à la 9e. Ensuite l'amélioration fut progressive, et après la 17e, nous étions arrivé au plus haut degré possible de guérison. Les deux commissures des lèvres étaient parallèles ; la prononciation, très-difficile avant le traitement était devenue parfaite. L'occlusion de l'œil paralysé ne se faisait pas entièrement, mais à cette difformité près, les fonctions musculaires de la face furent presqu'entièrement rétablies.

Les hémiplégies des membres, surtout lorsqu'elles sont devenues chroniques, sont beaucoup plus opiniâtres, et à moins qu'elles ne soient récentes, il est difficile d'en obtenir la guérison, parce que les portions du cerveau et de la moelle épinière, d'où dérive la maladie, sont trop éloignées des secours de l'art, surtout si le malade a un trop grand embonpoint ; tandis que si la paralysie n'est pas ancienne, et que les sujets qui en sont atteints soient dans un état relatif de maigreur, on peut obtenir une guérison complète. Nous avons traité un grand nombre de militaires, devenus hémiplégiques par le froid rigoureux qu'ils avaient éprouvé pendant la campagne de Moscou. Le Moxa, appliqué sur les côtés de la colonne vertébrale et sur le trajet des principaux nerfs des membres, a produit chez presque tous des effets merveilleux; il est vrai que la guérison s'est opérée lentement.

Dans ma relation de la campagne d'Égypte, j'ai fait remarquer que le Moxa rétablissait les mouvemens des muscles moteurs des membres supérieurs paralysés par l'effet des blessures, quoique superficielles, compliquées de la lésion des branches nerveuses des paires cervicales. J'ai fait observer aussi que, dans les récidives de ces paralysies, il fallait de nouveau appliquer le Moxa au-dessus des cicatrices et sur le trajet des nerfs lésés : on doit insister sur l'emploi de ce moyen, aussi long-temps que la chronicité de la maladie peut l'exiger, quel qu'en soit le caractère.

Je vais rapporter l'observation d'un jeune militaire chez qui j'ai observé une paralysie de la sensibilité animale seulement. Le moignon de l'épaule, toute la surface extérieure du bras, de l'avant-bras et de la main droite étaient privés chez ce jeune homme du sentiment : on piquait, on brûlait, ou l'on pinçait la peau de ces parties, sans que le malade éprouvât la moindre douleur, tandis que les mouvemens de ce membre n'avaient pas été un seul instant suspendus et qu'ils s'exécutaient avec autant de force et de précision que ceux du bras gauche.

Ce militaire avait reçu un coup de pointe de sabre au-dessus de la clavicule et au milieu de l'espace triangulaire formé par la réunion de l'extrémité humérale de cet os et l'acromion. La lésion était très-superficielle, et à peine s'apercevait-elle. Il y a tout lieu de croire que l'instrument n'avait touché que quelques rameaux des branches cervicales, destinés à former les nerfs cutanés, organes de la sensibilité animale, tandis que ceux qui fournissent aux muscles sont plus profonds et ont véritablement une autre origine dans la moelle épinière.

Quelques hypothèses, tirées de ces connaissances anatomiques, font l'objet d'une notice insérée dans la collection des bulletins de la société médicale d'émulation, où nous renvoyons ceux qui seront curieux de lire cette notice (1).

Plusieurs ventouses scarifiées, appliquées

---

(1) Voyez le tome V de ce bulletin, année 1810.

sur la petite plaie déjà cicatrisée, et trois Moxas, posés sur le trajet des rameaux nerveux lésés, suffirent pour rappeler la sensibilité dans la totalité du membre, et la mettre en équilibre avec celle du reste du corps. Enfin, ce militaire fut renvoyé de l'hôpital quelques semaines après, parfaitement guéri.

La paralysie simple et musculaire des membres inférieurs peut être le résultat d'une commotion de la moelle épinière, ou d'une compression relative de cette production médullaire, ou de la queue de cheval, compression occasionnée par l'engorgement asthénique des membranes spinales, ou par l'épanchement d'un fluide séreux ou sanguin dans le canal vertébral. Dans ce cas, il n'y a point d'inflammation dans les membranes, comme celle qui s'y observe, quand la paraplégie est compliquée de névralgie ; or, dans ce premier cas, les Moxas sont seulement indiqués, on doit même en prévenir la suppuration. L'application de ce topique excitant et révulsif doit se faire sur les côtés, et vis-à-vis les apophyses épineuses des vertèbres, en descendant du point le plus élevé de l'origine du mal jusqu'aux deux régions latérales ou gouttières de l'os sacrum. On peut encore en poser sur le trajet des nerfs sciatiques. Ces paraplégies sont traitées avec un grand succès, lorsqu'elles ne sont pas très-anciennes et qu'elles ne sont pas compliquées d'incontinence d'urine, symptôme très-fâcheux. Nous avons un grand nombre d'exemples d'un succès complet, obtenu par le Moxa, dans ce genre de maladie; mais je me contenterai de rapporter le précis suivant.

M. le vicomte, lieutenant-général M***** était frappé d'une paralysie des membres inférieurs, portée au 2e degré, avec saillie contre nature des dernières épines dorsales, douleurs profondes dans cette région, rétention d'urine et disposition à la polysarcie adipeuse. Toutes les fonctions organiques et sensitives étaient dans un état d'asthénie tel, qu'elles ne se faisaient que très-imparfaitement. On avait inutilement appliqué sur les jambes divers topiques irritans ou rubéfians; je m'empressai de faire usage de quelques ventouses mouchetées pour passer immédiatement à l'application du Moxa. Une sonde de gomme élastique placée à demeure dans la vessie, de légers drastiques répétés selon l'état du malade, remédièrent à la rétention d'urine et à la constipation opiniâtre où se trouvait le malade depuis assez long-temps. Les deux premières applications du Moxa amenèrent un mieux être sensible, qui encouragea beaucoup le général. A la 3e application, il commença à marcher à l'aide d'une canne; à la 5e, sans nul appui; et à la 9e, il s'est trouvé parfaitement guéri. C'était le quatrième mois du traitement. Cette cure est remarquable sous plusieurs rapports.

§. VII.

Maintenant je vais parcourir rapidement les maladies organiques pour lesquelles j'ai également employé le Moxa avec de grands avantages, et je tâcherai d'expliquer ses effets pour chacune d'elles.

Dans toutes les affections chroniques de la tête, j'ai employé ce remède avec le plus grand succès. Ainsi dans l'épilepsie idiopathique, l'hydropisie des ventricules du cerveau, les céphalalgies chroniques, etc., etc., ces applications doivent être faites tout autour de la base du crâne, et surtout sur les points de réunion des sutures écailleuses des os temporaux avec la suture lambdoïde. (Ces points répondent dans le fœtus, ou chez les très-jeunes sujets, aux fontanelles latérales et postérieures.) Il est inutile de remonter au-dessus de la ligne qui sépare la base du crâne de ce qu'on appelle la calotte; et d'ailleurs il peut en résulter ici, comme nous l'avons déjà dit, des accidens graves. Cette demi-sphère supérieure n'étant recouverte que par des tégumens minces et des aponévroses, le feu les traverse rapidement et arrive presque immédiatement aux membranes cérébrales qu'on dispose à l'inflammation, sans rien changer aux parties lésées du cerveau, qui sont situées si profondément que le calorique ne pourrait y parvenir. Et, en effet, si l'on considère que les hémisphères du cerveau, de nature molle, pulpeuse, ont 5 à 6 pouces d'épaisseur, on sera convaincu que le cautère, appliqué sur le sommet de cette masse, n'aura aucun effet sur la partie lésée ou malade, qui se trouve ordinairement vers la base de cet organe. Enfin l'expérience a démontré la vérité de cette assertion. Je vais citer quelques exemples assez remarquables de guérison, obtenue à l'aide du Moxa, appliqué aux lieux d'élection.

Un jeune trompette des chasseurs de l'ex-garde, après avoir fait sur la tête une chute de cheval, était tourmenté depuis environ deux années, d'accès épileptiques si rapprochés, qu'ils survenaient souvent deux fois par jour. Le crâne s'était déformé, et il avait acquis en peu de temps un volume tel, que le chapeau d'uniforme qu'il avait reçu en entrant au régiment, était devenu trop étroit de cinq à six lignes. Les yeux étaient très-saillans et presque immobiles, le visage était décoloré, le pouls lent et caudal, la respiration laborieuse, les battemens du cœur étaient éloignés et peu sensibles, les extrémités presque toujours froides. La sustentation et la progression se faisaient difficilement, et toutes les fonctions sensitives, surtout la vue, ainsi que les facultés mentales, étaient très-affaiblies; enfin, tout annonçait une gêne et une compression sans doute concentrique du cerveau, dont les effets augmentaient selon les variations de l'atmosphère ou d'autres causes déterminantes. Après une forte saignée à la jugulaire, l'application de plusieurs ventouses à la nuque et aux tempes, celle de la glace sur la tête, les bains de jambes à la moutarde et l'usage intérieur du calomel, nous appliquâmes une quinzaine de Moxas autour de la tête, et notamment sur le trajet des anciennes fontanelles latérales et postérieures. Les accidens s'apaisèrent d'abord graduellement, ensuite progressivement, de manière à rendre les accès moindres et plus rares; enfin, ils disparurent entièrement, et le malade se trouva parfaitement guéri avant la fin du dixième mois de traitement. Toutes les fonctions animales et sensitives se rétablirent assez promptement; mais une chose remarquable, c'est que la voûte du crâne se réduisit dans toute sa circonférence; la conformation primitive de ces os se rétablit graduellement; et, à l'époque où le trompette sortit de l'hôpital, son chapeau d'abord beaucoup trop étroit, était devenu trop large d'environ quatre à cinq lignes, en sorte qu'il y avait, dans tout le pourtour de la tête, huit à dix lignes de réduction qui s'était faite sous l'influence des Moxas et à l'instar de celle qu'on observe dans le thorax après l'opération de l'empyème (1). L'effet des topiques révulsifs appliqués autour de la tête

(1) Voyez le tome III de mes campagnes, page 479.

vers la base du crâne, a été puissamment secondé, à mon avis, par l'usage intérieur du camphre à forte dose et du calomel associés, tantôt à l'extrait de quinquina, à l'opium, tantôt au nitrate de potasse et à l'extrait de valériane. Le malade faisait usage, en outre, d'une décoction d'orge germé des brasseurs, sucrée et acidulée avec l'alkool muriatique.

Ce sujet a été vu pendant le traitement et après sa guérison, par un assez grand nombre de médecins français et étrangers qui suivaient ma clinique chirurgicale. Le docteur Boisseau, l'un des plus distingués de mes anciens élèves, était chargé des soins particuliers de ce malade.

Un grenadier de l'un des corps d'infanterie de la garde fut apporté à l'hôpital militaire du Gros-Caillou, dans les premiers jours de l'année 1817, ayant tous les symptômes d'une hydropisie des ventricules du cerveau, tels qu'une faiblesse notable dans les fonctions des organes de la locomotion, surtout dans les membres inférieurs, dans tous les organes des sens; la vue surtout était presqu'éteinte, la voix entrecoupée et traînante. Le sujet avait des vertiges fréquens et des douleurs sourdes permanentes à la tête vers l'occiput, avec une tendance habituelle au sommeil ou plutôt à l'assoupissement. Le pouls était lent et caudal; on comptait quarante-cinq à quarante-six pulsations par minute : le malade se plaignait, en outre des douleurs dont nous avons parlé, d'une pesanteur incommode de toute la tête, qu'il ne pouvait laisser incliner en avant ni en arrière sans être menacé de syncope, que la moindre négligence de sa part, à la tenir droite, produisait immédiatement; un froid glacial s'emparait aussitôt des quatre membres, et les fonctions de la circulation et de la respiration paraissaient en même temps suspendues. J'ai eu plusieurs fois l'occasion d'observer ces phénomènes chez le même sujet. Les facultés mentales ne nous parurent point du tout participer à la lésion du cerveau chez ce grenadier, et il put raconter avec précision que son mal avait pris naissance à la suite d'un plongeon qu'il avait fait la tête en avant, d'un lieu très-élevé dans la Seine, et que depuis il n'avait cessé de souffrir.

Après avoir désempli les vaisseaux cérébraux par des saignées à la veine jugulaire et à l'artère temporale, et par des ventouses mouchetées à la nuque, nous fîmes appliquer, pendant plusieurs jours, de la glace sur la tête, et nous arrivâmes successivement à l'application des Moxas, faite aux régions postérieures et latérales de la tête. Nous en laissâmes suppurer plusieurs, et nous en portâmes le nombre à dix. A ces moyens, nous joignîmes quelques frictions mercurielles à la plante des pieds, faites tous les quatre ou cinq jours.

Après quatre mois de ce traitement, le grenadier est sorti de l'hôpital, en très-bonne santé, et a repris son service, toutes ses fonctions étant rentrées dans leur équilibre.

J'ai obtenu le même succès par les mêmes moyens chez une anglaise, madame I*****, chez qui une hydropisie aiguë du ventricule droit s'était manifestée tout-à-coup; de manière à la frapper d'apoplexie et d'hémiplégie du côté gauche, portée au deuxième degré. Après les saignées directes, la glace et quelques vésicatoires appliqués sur la tête, je croyais avoir fixé la guérison de cette dame; elle n'a eu lieu cependant qu'après le quinzième mois, au moyen du Moxa posé à la base du crâne, entre les bosses occipitales et sur les côtés de la colonne vertébrale. Le célèbre Jons Bell et le docteur Morgen, m'ont aidé de leurs conseils dans le traitement de cette intéressante malade, mère d'une nombreuse famille.

Un enfant de sept à huit ans, fils d'un officier retraité, M. Walter, et d'une dame anglaise, présentait tous les symptômes d'une hydropisie chronique des ventricules du cerveau, avec exubérance contre nature du crâne; il était en danger de périr lorsque je fus appelé par son père, pour lui donner mes soins. Les premières indications remplies, j'appliquai à la nuque et sur les côtés de la tête plusieurs Moxas, auxquels je fis succéder plus tard deux cautères actuels posés sur le trajet des anciennes fontanelles postérieures et latérales. Le petit malade s'est trouvé guéri avant la fin du neuvième mois, époque à laquelle le crâne, qui avait été mesuré avant le traitement, s'était réduit dans toute sa circonférence d'environ six lignes. Cet enfant jouit aujourd'hui d'une parfaite santé. Il est bon d'observer que sa sœur venait de périr de la même maladie, ainsi que l'autopsie l'avait fait reconnaître.

Mon beau-frère, M. le docteur Coutanceau, a suivi ce petit malade pendant une courte absence que j'avais faite.

Depuis cette époque, un autre enfant du même âge, d'une idiosyncrasie scrophuleuse, appartenant à M. B., négociant au Havre, et affecté de la même maladie, caractérisée par les mêmes symptômes, a été également conduit à la guérison par les mêmes moyens. Il y a eu également, chez ce petit sujet, une réduction dans le crâne de trois à quatre lignes; les docteurs Ribes et Spursheim, ont été appelés en consultation pour ce malade.

J'ai fait cesser et disparaître entièrement, par le Moxa appliqué sur les parties latérales de la tète et à l'occiput, des céphalalgies chroniques et rhumatismales, qui avaient résisté à un grand nombre de remèdes.

Je pense que ce caustique est contre-indiqué dans les maladies mentales avec exaltation, bien qu'il soit préconisé dans ce cas par quelques auteurs. Si je ne craignais de m'écarter de mon sujet, je tâcherais d'en expliquer les motifs. Pour le moment, je me bornerai à dire, qu'il ne peut être employé que dans des cas très-rares.

§. VIII. *Des Maladies de la poitrine.*

De l'Asthme. — J'ai employé le Moxa avec un grand succès contre l'asthme, lorsqu'il n'est pas héréditaire ou produit par un vice de conformation du thorax, et que le sujet n'est pas trop avancé en âge. Je supposerai aussi que l'affection, ainsi que je l'ai vue, ait pour caractère essentiel, l'asthénie des organes pulmonaires et la contraction spasmodique et convulsive des muscles pectoraux, résultat de l'engorgement ou de l'inflammation latente des vaisseaux organiques de ces muscles et des membranes qui s'observent dans le pourtour de la poitrine; sorte d'affection rhumatismale qui reconnaît ordinairement pour cause, une suppression de la transpiration cutanée ou d'autres flux habituels. Dans cette hypothèse, si la maladie a résisté aux moyens ordinairement indiqués pour rétablir les fonctions supprimées, et faire cesser les effets de cette suppression sur les parties affectées, on retire les plus grands avantages du Moxa qu'il faut néanmoins faire précéder de l'application d'une ou de plusieurs séries de ventouses mouchetées. Ce dernier topique a pour principal effet de désemplir les vaisseaux capillaires organiques de la peau, des muscles subjacens, et de porter sur les parties affaiblies un premier degré d'excitation, que le Moxa augmente graduellement.

On doit poser les cylindres du Moxa sur deux lignes parallèles aux parties latérales de la poitrine, vers les attaches antérieures des muscles grands pectoraux et des grands dentelés. Le nombre sera relatif à l'intensité de la maladie.

Je pourrais rapporter plusieurs observations à l'appui des succès que j'ai obtenus; mais je me contenterai du précis de celle d'une jeune femme de Paris, qui, depuis plusieurs années, et après chaque éruption menstruelle, dont le cours était cependant régulier, était tourmentée d'accès asthmatiques accompagnés de spasmes, de mouvemens convulsifs et de suffocation, qui étaient quelquefois si violens, que la malade avait été plusieurs fois en danger de périr.

Je couvris d'abord toute la région antérieure de la poitrine de ventouses mouchetées; à ces saignées locales, que je répétai plusieurs fois, je fis succéder le Moxa, que je posai sur les principaux points de la périphérie du thorax. Les premières applications réduisirent et retardèrent les accès, au point que la malade, se croyant guérie, ne voulait plus rien faire; mais il se déclara tout-à-coup un nouvel accès très-violent, que j'apaisai encore par les moyens déjà cités, c'est-à-dire, par les ventouses et le Moxa. J'insistai surtout sur l'emploi de ce dernier; le nombre des cylindres cotonneux brûlés sur les deux côtés de la poitrine fut porté à douze. Les accès disparurent entièrement; et, après sept à huit mois de soins, cette jeune dame se trouva parfaitement guérie. J'ai eu l'avantage de la voir quelques années après, jouissant d'une bonne santé et n'ayant jamais eu depuis la moindre atteinte de sa maladie.

Les palpitations intermittentes névralgiques du cœur provenant de la faiblesse de cet organe et de la moelle épinière, sont victorieusement combattues par le Moxa, que l'on applique sur les côtés de la colonne dorsale et autour du cercle occupé par le cœur. J'ai guéri plusieurs sujets atteints de ces névroses, par l'emploi de ces cautères (1).

§. IX.

Le Moxa est également indiqué contre les affections catarrhales anciennes et les phlegmasies chroniques des plèvres, surtout lorsque la maladie ne reconnaît pas pour cause première une répercussion blennorragique ou dartreuse, ce qui est assez commun, ou la présence d'un virus syphilitique; dans cette supposition, il faudrait, avant de poser le Moxa, rappeler au dehors les flux répercutés, et combattre le virus par les moyens indiqués. Je pourrais rapporter plusieurs observations à l'appui de ces préceptes; mais je passerai de suite à une autre maladie beaucoup plus grave, qui a fait le principal objet de mes recherches et de mes méditations.

§. X.

En attendant que je puisse faire sur la

---

(1) Il ne faut pas confondre ces névroses avec les maladies organiques du cœur, telles que l'anévrisme actif ou passif de cet organe; car les moyens curatifs ne sont pas les mêmes.

phthisie pulmonaire un mémoire complet, ayant pour objet spécial de faire connaître l'efficacité du Moxa contre cette terrible affection, je me permettrai une courte digression sur cette maladie, considérée par presque tous les auteurs et les praticiens, comme incurable et mortelle. On serait même convaincu d'avance de l'efficacité de ce topique, si l'on portait son attention sur les succès extraordinaires que j'ai obtenus de son application dans la rachialgie et la fémoro-coxalgie, qu'on pourrait appeler, peut-être avec plus d'exactitude, phthisie rachidienne et articulaire, et de laquelle la phthisie pulmonaire ne diffère que par son siége; en effet, ces deux affections présentent les mêmes phénomènes, reconnaissent les mêmes causes et produisent les mêmes effets; d'ailleurs, il arrive souvent que le mal vertébral accompagne la phthisie pulmonaire.

Dans cette dernière maladie, comme dans la rachialgie, le Moxa opère la résolution des engorgemens lymphatiques ou des tubercules scrophuleux, celle des abcès symptomatiques, ou par congestion, lorsqu'ils ne sont pas trop développés; il fait déterger les ulcères intérieurs, il arrête la carie des os, produit l'adhésion et la cicatrisation des parois des abcès, ou des cavernes purulentes, établies dans le tissu des poumons, ou dans toute autre partie, devenue le siége de la phthisie ; enfin le malade est conduit à une guérison d'autant plus complète, que l'on insiste, autant qu'il est nécessaire, sur l'emploi de ce topique excitant et révulsif, peu usité sans doute, mais que l'expérience a fait reconnaître comme étant le plus efficace contre ces maladies ; les remèdes internes, plus ou moins préconisés par les auteurs, même l'acétate de plomb, et à plus forte raison l'acide prussique, sont généralement nuisibles, ou tout au moins inutiles ; si cependant il y avait un virus particulier, il faudrait d'abord détruire cette cause, et lorsque la phthisie serait isolée, l'attaquer par le Moxa.

On doit choisir pour son application les points de la poitrine qui sont le plus en rapport avec les parties lésées des poumons. Sans doute le tube creux cylindrique (pectoriloque de Laennec) favorise cette recherche ; mais le médecin expérimenté n'en a pas besoin : la percussion, la pression faite avec soin, un peu d'habitude et l'impression des doigts exercés dans l'intervalle des côtes suffisent pour pouvoir assigner, d'une manière à peu près certaine, le siége du mal.

Pour en donner la preuve, et ne point laisser de doutes sur la vérité de mes assertions, je vais rapporter le précis de quelques observations de phthisie que j'ai guérie par le Moxa.

L'un des premiers sujets était une demoiselle de 19 ans, Rosine V***, de haute taille, ayant les cheveux blonds clairs, et la poitrine aplatie : elle présentait une courbure commençante du rachis avec saillie contre nature de plusieurs apophyses épineuses des vertèbres dorsales. Des douleurs permanentes dans cette région, une toux fréquente avec aphonie, de l'oppression, l'expectoration de crachats jaunâtres et purulens, une chaleur plus ou moins forte à la région sternale et sur les côtés de la poitrine, une fièvre lente, avec des redoublemens le soir, suivis de sueurs nocturnes, tous ces symptômes annonçaient une phthisie portée au moins au 2e degré. Cette demoiselle, arrivée au dernier point d'amaigrissement, était dans cet état depuis huit à dix mois. On avait vainement employé beaucoup de remèdes.

Treize Moxas, appliqués sur les côtés des

apophyses dorsales et de la poitrine, et précédés de ventouses mouchetées appliquées successivement à des intervalles convenables, ont conduit la malade, après huit mois de traitement, à une guérison complète. Cette demoiselle s'est mariée depuis, et a eu deux enfans, qui jouissent, comme la mère, d'une belle santé.

Une deuxième demoiselle du même âge, de petite taille, ayant les cheveux châtains, profondément gravée de la petite vérole, avait déjà subi plusieurs traitemens et passé plusieurs semaines à l'hôpital de la Charité, lorsqu'on me pria de lui donner mes soins.

Elle avait le côté gauche de la poitrine arqué, le scapulum saillant, et la portion correspondante de la colonne vertébrale déviée du même côté, avec une douleur fixe permanente dans cette partie. La toux était presque continuelle et souvent accompagnée d'hémoptysie: la fièvre était continue, avec de légères exacerbations le soir, et des sueurs nocturnes : la maigreur était extrême et la peau décolorée; la maladie existait depuis environ 18 mois, et le docteur-médecin qui lui avait donné des soins à l'hôpital, l'avait regardée comme incurable et comme devant avoir prochainement une terminaison funeste ; néanmoins tous ces symptômes graves furent graduellement dissipés par l'application des ventouses et des Moxas, dont le nombre fut porté à 21. La gibbosité commençante du rachis et la difformité de la poitrine disparurent aussi peu à peu sous l'influence de ce traitement, qui dura, il est vrai, près de deux ans. La jeune personne, qui auparavant se tenait courbée, s'était redressée, sa poitrine s'était élargie, et elle avait acquis la fraîcheur et l'embonpoint que l'on remarque chez les individus bien portans. Après avoir conservé pendant plus d'un an tous les signes d'une parfaite santé, elle fut frappée tout-à-coup des symptômes d'une gastro-entérite, dont la marche fut lente et graduée. Les parens peu fortunés de la malade, persuadés que son mal n'aurait point de suites, se contentèrent, sans appeler de médecin, de mettre en usage quelques moyens généralement connus du vulgaire, et laissèrent marcher la maladie. Leur fille étant néanmoins menacée d'accidens graves, ils se décidèrent à appeler l'un de mes anciens disciples, M. le docteur Desruelles, qui lui administra avec un zèle admirable tous les moyens les mieux indiqués; mais, malgré les soins les plus assidus et les plus rationnels, cette demoiselle mourut dans le marasme peu de semaines après l'invasion de cette dernière maladie. A l'autopsie, nous trouvâmes que le poumon gauche, dans lequel la phtisie avait été établie, était dans un état sain, et avait contracté un grand nombre d'adhérences, par des feuillets membraneux, avec la plèvre costale : l'on remarquait aussi dans plusieurs points de son parenchyme des retrécissemens, espèces de cicatrisations profondes, où siégeaient sans doute pendant la maladie, autant de foyers purulens ou de cavernes. La masse totale de ce viscère était réduite d'un tiers de son volume naturel. La cavité, qui le renfermait, était sensiblement plus étroite que l'autre, et ses parois très-affaissées. Ce travail de réduction était l'effet de la guérison.

Nous observâmes dans le poumon droit un seul tubercule, creusé par un foyer purulent de quelques lignes de diamètre. Le péritoine et les intestins étaient dans un état de suppuration, ainsi que les membranes muqueuses de ces viscères.

Une troisième personne, encore du même âge et du même sexe, H. B., à qui la nature avait prodigué toutes ses faveurs, était menacée d'un danger imminent par une phthisie très-avancée. Il fut même déclaré, dans la dernière consultation qui fut tenue à son sujet, que l'art n'offrait plus de ressources, à raison de l'état avancé de la maladie et de la faiblesse extrême de la jeune personne. Cependant, vivement sollicité par ses parens à lui donner mes soins, je cédai avec quelque peine à ces instances réitérées; mais enfin j'entrepris ce traitement en septembre 1817.

Je me dispenserai de rapporter les symptômes de la maladie, je dirai seulement que la jeune malade était dans un état de fièvre lente continue, avec des redoublemens le soir, rougeur aux pommettes, toux douloureuse et fréquente, expectoration de matières jaunes, grisâtres, visqueuses et d'un caractère purulent: il y avait oppression, faiblesse extrême, aphonie au premier degré, douleurs entre les épaules et aux côtés de la poitrine: la langue, le voile du palais et l'intérieur de la gorge étaient couverts d'aphtes ou d'excoriations, qui paraissaient s'étendre dans les voies aériennes: les ongles des doigts des mains étaient recourbés. Une vingtaine de Moxas, précédés de quelques ventouses mouchetées et d'un séton, passé au côté gauche, avaient détruit les accidens, et avaient ramené la malade, par degrés, à une guérison inattendue. Le traitement avait duré 18 mois, et elle jouissait d'une bonne santé. Mais depuis l'époque où j'ai recueilli cette observation, et après une année révolue passée dans cet état satisfaisant, cette demoiselle a été frappée, par suite de plusieurs causes nouvelles, d'une inflammation d'entrailles, à laquelle elle a succombé, malgré tous les moyens les mieux indiqués et les soins les plus empressés et les plus assidus; il ne s'est pas représenté un seul symptôme de la première maladie.

Le sujet de la 4e observation était un Belge, nommé P*****, âgé de 34 à 35 ans, de couleur brune, très-irritable, lequel était certainement parvenu au 2e degré d'une phthisie pulmonaire, développée depuis environ deux ans. Les principaux symptômes de cette maladie étaient une toux fréquente, douloureuse, avec une hémoptysie qui était devenue journalière, et quelquefois si abondante, qu'elle constituait une véritable hémorragie:

elle était précédée d'un mouvement fébrile, de chaleur à la poitrine, de rougeur à la pointe de la langue et aux pommettes : elle était suivie d'un froid glacial aux membres, de syncopes, et de la disparition presque totale du pouls; ce malade s'était trouvé plusieurs fois dans le plus grand danger; à ces symptômes, se joignaient une aphonie complète et des aphtes profonds, établis sur toute la membrane muqueuse de la bouche, des fosses nasales, et probablement aussi du larynx et du pharynx : il n'existait chez lui aucun virus particulier.

Malgre l'état, presque désespéré, du malade, et le pronostic fâcheux que plusieurs médecins, appelés en consultation, avaient porté sur la maladie, j'osai entreprendre le traitement suivant, qui eut pour base l'application réitérée et successive des ventouses mouchetées et scarifiées sur le dos et la poitrine et de 15 Moxas qu'on laissa légèrement suppurer.

A l'application du 13e Moxa, l'hémoptysie fut arrêtée, et elle n'a plus reparu depuis. Tous les autres symptômes se dissipèrent graduellement, et le malade repartit pour sa résidence habituelle, après 7 à 8 mois de traitement. Sa santé se rétablit assez promptement, l'embonpoint se reproduisit dans les mêmes proportions. La voix seulement resta faible. L'un des médecins consultés, M. Laennec, qui avait reconnu, dès le commencement, des cavernes étendues dans l'un et l'autre poumon, ayant exploré une deuxième fois, et avec le même instrument, tout le pourtour de la poitrine, reconnut la cicatrisation des points ulcérés, et confirma la guérison du malade.

Le sujet de la 5e observation, est une demoiselle de 27 ans, marchande de modes, atteinte d'une phthisie pulmonaire, portée au-delà du troisième degré. Elle était dans un état prononcé de marasme, avec fièvre continue, sueurs nocturnes, fétides, et expectoration habituelle de matières purulentes : les règles étaient supprimées depuis fort long-temps, et le conduit utérin chez elle était presque totalement oblitéré : à peine pouvait-il admettre l'introduction d'une très-petite sonde de gomme élastique ; outre les symptômes principaux de la phthisie, il se manifestait entre le bord postérieur du scapulum droit et les épines dorsales, une tumeur arrondie, formée par la courbure contre nature de l'extrémité postérieure des troisième et quatrième côtes, dans l'intervalle desquelles on sentait une fluctuation profonde et obscure. La plus légère pression sur ce point causait à la malade de vives douleurs, correspondant au-dessous de la clavicule du même côté. Cette pression déterminait une toux vive, accompagnée d'une expectoration abondante. Le mouvement de la toux communiquait sur ce point une impulsion que l'on distinguait facilement sous le doigt, et sans avoir besoin du cylindre de Laennec, on reconnaissait aisément que le poumon de ce côté était creusé par une caverne profonde et très-étendue.

Je ne me déterminai à donner mes soins à cette malade que pour céder aux instances réitérées de ses parens, et pour savoir si, dans cette altération très-avancée du poumon, le Moxa aurait des effets analogues à ceux que j'avais obtenus de son application dans le mal vertébral, arrivé presqu'au dernier degré. Néanmoins, avant d'appliquer le Moxa à cette demoiselle, je voulus faire vérifier mon diagnostic par mon confrère

Laennec, qui reconnut avec moi, à l'aide de son pectoriloque, la caverne dont j'ai parlé. Il fut tenu note de cette consultation, de laquelle les docteurs Ribes et Desruelles firent partie. Enfin je me hâtai d'appliquer les Moxas, en commençant par la tumeur, autour de laquelle j'en posai successivement six. De là je passai aux autres régions de la poitrine, que je crus le plus en rapport avec les ulcérations intérieures. A ma grande surprise, les deux premiers calmèrent les douleurs et le spasme, et produisirent à cette infortunée un sommeil, qu'elle n'avait pu goûter depuis plus de six mois. Cette amélioration sensible m'encouragea, et je continuai l'application de ce moyen avec les modifications relatives, jusqu'au quinzième : la saillie de la région dorsale, formée par les côtes, disparut graduellement, la toux se calma, l'expectoration diminua, et devint d'un meilleur aspect; l'appétit revint : enfin la malade alla de mieux en mieux, au point qu'elle sortit de son lit pour se promener dans sa chambre ; bientôt elle fut en état de se promener au dehors, pendant des heures entières. Elle était au cinquième mois de ce traitement, lorsque j'engageai M. Laennec à revoir cette malade; il reconnut, comme chez M. P***, que les cavernes profondes que j'avais indiquées devoir exister dans tout le lobe supérieur et postérieur du poumon droit, étaient oblitérées et cicatrisées. L'état extrêmement favorable où se trouvait cette demoiselle lui fit désirer d'aller à la campagne: j'y consentis d'autant plus volontiers, que sa résidence à Paris était insalubre et très-incommode pour ses promenades.

Pendant les premiers jours, elle s'y trouva bien: elle avait acquis de l'embonpoint et ne toussait presque plus; mais ayant été exposée pendant une nuit d'orage à l'air extérieur, qui passa tout à coup au nord-est, elle fut frappée d'une fièvre gastro-entérite extrêmement aiguë, qui la fit revenir à Paris, et malgré les saignées locales et tous les antiphlogistiques dont on fit usage, cette demoiselle mourut du 15e au 17e jour de l'invasion de cet accident, après le 9e mois du traitement de la phthisie.

A l'ouverture du corps, nous trouvâmes la cavité thorachique droite considérablement rétrécie, la moitié supérieure du poumon rétractée sur elle-même, compacte dans quelques points, et traversée par des adhérences membraneuses; la portion inférieure était saine, et plusieurs feuillets de fausses membranes établissaient de nombreuses adhérences avec la plèvre costale. Les bronches du poumon gauche étaient remplies d'une matière muqueuse purulente, et l'on observait, dans la substance propre du poumon, de petits foyers de suppuration. La membrane muqueuse de l'estomac et des intestins était enflammée et parsemée de points gangréneux.

Cette autopsie vérifie le juste pronostic de Laennec, et nous fait connaître les effets avantageux du Moxa dans toutes les périodes de la phthisie pulmonaire, puisque, chez cette malade, il avait opéré la détersion des cavernes ulcéreuses et leur cicatrisation intérieure.

Le sujet de cette dernière observation a été plus heureux; et bien que sa maladie fût également très-avancée, il a été conduit à une guérison complète. C'était l'un des huissiers de la chapelle du Roi, à Versailles; cet homme d'une constitution phlegmatique et de l'âge de vingt-sept à vingt-huit ans, était au 2e degré de phthisie tuberculeuse, lorsqu'il vint réclamer mes soins au commencement de l'année 1818.

Il avait tout l'appareil glandulaire du cou engorgé et le visage décoloré; il était oppressé et tourmenté par une toux pénible et presqu'habituelle, suivie de l'expectoration d'une matière grisâtre et d'une odeur fétide : la membrane muqueuse de la gorge et de l'entrée du pharynx, était parsemée d'aphtes : des douleurs profondes se faisaient sentir au dos et sur les côtés de la poitrine ; il y avait un mouvement de fièvre habituel et des redoublemens le soir, suivis de sueurs abondantes; enfin, il entrait dans le marasme.

Cette maladie m'ayant paru reconnaître pour cause, tout au moins prédisposante, la présence d'un virus particulier, j'administrai les remèdes propres à combattre la cause morbide, en même temps que je fis appliquer les Moxas. Ces topiques dérivatifs furent posés deux à deux à des intervalles relatifs, et aux momens opportuns, sur les deux còtés de la colonne dorsale et sur les parties latérales de la poitrine; le nombre en fut porté à trente-six. Ce traitement dura environ quinze mois, mais il fut suivi d'un succès complet et inespéré. Les fonctions de ce malade se sont graduellement rétablies : il a repris de l'embonpoint, et il jouit maintenant d'une parfaite santé.

Une jeune demoiselle anglaise, nommée Marie J. ***, réunissant au physique le plus agréable, toutes les qualités de l'esprit, et le caractère le plus doux, a été également assez heureuse pour guérir d'une pareille maladie, portée au 1er degré. Il n'a fallu aussi qu'une demi-douzaine de Moxas pour la conduire à la guérison. J'ai reçu, depuis, plusieurs lettres de cette jeune personne, qui prouvent qu'elle continue à se bien porter.

Je me bornerai à l'exposé de ces faits qui me paraissent suffisans pour fixer l'opinion des praticiens sur l'efficacité de ce cautère dans le cas de phthisie pulmonaire (1).

---

(1) J'aurais également parlé des avantages que l'on retire de ce topique dans l'hydropéricardite et dans l'hydrothorax, si je n'en avais déjà fait mention dans plusieurs Mémoires insérés dans mes Campagnes, et auxquels je renvoie mes lecteurs. Je leur ferai cependant observer que, lorsque ces maladies ne sont que commençantes, ce remède peut seul opérer la résolution. J'en ai des exemples.

§. XI. *Des Maladies chroniques et organiques des viscères abdominaux.*

1°. *De l'Estomac.* —Les engorgemens des tuniques de ce viscère, et le squirre, qui en est ordinairement le résultat, constituent une maladie grave, qui a presque toujours des suites funestes; et l'expérience m'a appris que toute médication interne était ou complètement inutile ou nuisible. C'est ce qui a fait également regarder ces maladies comme incurables, surtout si l'engorgement de l'orifice pylorique est parvenu au degré où les alimens passent difficilement et sont rejetés par les vomissemens. Cependant, je puis assurer que, dans cet état même, et chez plusieurs sujets, la maladie a cédé à l'application réitérée, sur l'épigastre, du Moxa, dont on opère la combustion au moyen du chalumeau, comme dans la phthisie, afin que le calorique pénètre plus profondément. Pour mieux faire apprécier l'efficacité de ce topique excitant et révulsif, je vais rapporter le précis de l'histoire de quelques sujets atteints d'engorgement chronique déjà très-avancé à l'orifice pylorique de l'estomac : du moins j'ai lieu de le croire par la nature des symptômes.

L'un des premiers malades affecté au degré que je viens d'indiquer, était le valet-de-chambre du général Rutty. Il éprouvait à la région de l'estomac une douleur sourde, permanente, avec des rapports aigres et d'une odeur désagréable. Il avait des nausées fréquentes, et peu de momens après avoir pris des alimens, les vomissemens survenaient et se prolongeaient plus ou moins longtemps. Les évacuations alvines étaient rares, peu abondantes et de matières durcies, à moins que, par l'effet de quelques drastiques dont le malade faisait souvent usage sous la direction des médecins, il ne survînt un flux plus ou moins abondant, qui était quelquefois suivi de diarrhée.

Le malade était dans un état de fièvre lente continue, et d'amaigrissement porté au dernier degré; lorsqu'il était couché sur le dos, l'on sentait à travers les parois abdominales, d'ailleurs très-amincies, et dans la région du pylore, une tumeur ovoïde située transversalement et de la grosseur d'un œuf de poule : la pression sur ce point était douloureuse.

Le foie me parut également faire saillie au-dessous du rebord des fausses côtes, et je le crus, ainsi que la rate et les glandes mésentériques, dans un état d'obstruction relative. Le bas-ventre était parsemé de grosses veines variqueuses, et la peau de toute l'habitude du corps était terne, sèche et écailleuse. Ce valet-de-chambre, âgé d'une quarantaine d'années, avait fait les dernières campagnes d'Espagne, de Russie et de Saxe : et c'est à ces campagnes, pendant lesquelles il était livré aux influences des intempéries des saisons et des climats divers, que l'on doit rapporter la cause déterminante de cette maladie, préparée sans doute par un principe morbide particulier.

Après avoir appliqué plusieurs ventouses mouchetées aux hypochondres, au dos et sur l'épigastre, je commençai l'application du Moxa à cette dernière région, et j'insistai sur l'emploi de ce cautère jusqu'au 22e, avec les modifications relatives que j'ai fait connaître dans d'autres circonstances. Ce traitement dura quinze à seize mois, après lesquels cet homme se trouva parfaitement guéri : toutes ses fonctions se rétablirent graduellement ; bientôt l'embonpoint reparut, et il jouit aujourd'hui, deux années après sa guérison, d'une bonne santé.

Je pourrais rapporter encore les observations d'un grand nombre d'autres sujets, qui atteints de la même maladie à des degrés différens, ont également été guéris par les mêmes moyens.

2°. Les obstructions du foie, de la rate, ou de tout autre viscère de la cavité abdominale, sont également combattues avec un grand succès par le Moxa, lorsque, surtout, la maladie n'est pas arrivée au dernier degré de son développement.

Je rapporterai un seul exemple d'hépatitis chronique avec abcès, que l'application du Moxa a fait terminer par une crise heureuse. Le sujet de cette observation est l'un des conducteurs des diligences de Paris à Rennes, nommé Ferlura; cet homme âgé d'environ quarante-cinq ans, se plaignait, depuis sept à huit mois, de douleurs sourdes au côté droit de la poitrine, beaucoup plus saillant que le gauche, et il était dans un état de constipation opiniâtre; il ne tarda pas à s'apercevoir qu'au-dessous des côtes du même côté, il y avait une grosseur dense, peu douloureuse, dans le fond de laquelle le malade éprouvait de légères douleurs lancinantes. Il fit appeler un médecin, qui fit appliquer un emplâtre de ciguë sur la tumeur, et prescrivit de légers drastiques apéritifs; mais le mal faisant des progrès, je fus appelé en consultation. La maladie était alors à son plus haut degré ; tout l'hypochondre faisait une très-forte saillie, et l'on apercevait au-dessous une tumeur ovoïde qui se détachait du rebord des côtes asternales, de la grosseur du poing : elle était dure dans sa circonférence, et l'on sentait évidemment une fluctuation profonde vers le centre; on avait fait usage des frictions mercurielles sur la tumeur, et le médecin du malade était d'avis qu'on plongeât un trois-quart dans son centre, pour donner issue à la matière purulente qu'on avait raison de soupçonner dans cette tumeur, qui présentait véritablement tous les signes ou symptômes d'un abcès hépatique. Avant d'en faire l'ouverture, il fut convenu néanmoins qu'on appliquerait le Moxa dans toute sa circonférence, et que l'on supprimerait tout autre topique.

Après la deuxième application du Moxa, le malade s'aperçut que la tumeur avait diminué de volume à l'extérieur, mais que les douleurs profondes et lancinantes qu'il éprouvait, avaient augmenté; aussi avait-il de la répugnance à se laisser appliquer d'autres Moxas; cependant nous l'y décidâmes, et trois nouveaux cylindres furent posés à deux ou trois jours d'intervalle. Après le cinquième, le malade éprouva une violente colique, qui fut suivie d'évacuations alvines répétées, d'abord de matières bilieuses mêlées de pus, ensuite d'évacuations toutes purulentes : on en estima la quantité à environ une livre; ces évacuations furent suivies de la disparition totale de la tumeur de l'hypochondre, et des douleurs lancinantes intérieures que le malade n'avait cessé d'éprouver jusqu'à ce moment.

Il est bien évident que le Moxa a fait développer l'inflammation adhésive qui s'est établie sans doute entre la paroi inférieure de l'abcès, et le point correspondant du colon transverse, dont les tuniques se sont ulcérées, et que le pus a pénétré incontinent dans cet intestin. J'ai lieu de conclure que le Moxa est un excellent moyen pour opérer la résolution des engorgemens du foie, et pour favoriser même le passage du pus des abcès hépatiques, dans l'une des voies conductrices à l'extérieur.

J'ai vu en Egypte un abcès hépatique s'ouvrir spontanément dans le colon transverse, et être évacué par les voies alvines (1).

Un troisième sujet, affecté d'un abcès hépatique, vient d'être traité dans notre hôpital par les mêmes moyens : chez ce sujet l'évacuation du pus s'est également faite par les voies alvines. L'observation en est recueillie par un de mes élèves.

3°. On opère encore une révulsion salutaire des engorgemens chroniques de l'utérus, presque toujours suivis de l'ulcère cancéreux, par l'application du Moxa sur les régions lombaires, précédée de ventouses mouchetées sur les mêmes régions, et d'une médication dépurative. J'ai fait avorter cette maladie, ou prévenu son invasion, par ces moyens, chez plusieurs dames qui en avaient de véritables symptômes.

Nous allons maintenant nous entretenir de la phthisie des os, ou de cette affection

---

(1) Voyez le 1er volume de mes Campagnes.

asthénique, rhumatismale, ou scrophuleuse, qui se fixe ordinairement chez les jeunes sujets, dans les appareils fibro-cartilagineux et osseux, tels que le rachis, les jonctions des os du bassin, et les articulations des membres.

§. XII. *Du Rachitis.*

Le rachitis a pour principal effet le ramollissement des os, la courbure ou la déviation de la colonne vertébrale, et la gibbosité plus ou moins grande. Le Moxa est, sans contredit, le remède par excellence contre cette maladie. Les auteurs anciens et modernes, surtout Pouteau, en font le plus grand éloge; mais l'illustre Desault nous avait fait remarquer que le succès de ce remède est plus certain, lorsque, contre l'opinion du célèbre chirurgien de Lyon, on ne laisse point suppurer les plaies ou les brûlures faites par le Moxa, pour les raisons que j'ai déjà exposées. Dans cette intention, on applique l'ammoniaque sur les brûlures immédiatement après avoir fait consumer les Moxas. On réitère l'application de ce cautère autant que l'état de la maladie l'exige.

On peut employer ce moyen à toutes les époques de la maladie; cependant il vaut mieux en faire usage dans les premières périodes, et avant que la difformité soit parvenue à un très-haut degré. Il faut éviter de poser le Moxa sur le sommet des apophyses épineuses des vertèbres, pour prévenir la dénudation et la carie de ces pointes osseuses; il faut faire les applications, autant que possible, sur le trajet des branches postérieures des nerfs vertébraux, entre les apophyses transverses, de manière à pouvoir communiquer en même temps avec la moëlle épinière. Ces points d'élection sont indiqués sur la planche n° 2.

Les corsets ou autres moyens mécaniques, à moins qu'ils ne soient employés comme contentifs ou comme de simples appuis, sont dans ce cas plus pernicieux qu'utiles. L'on déprime, il est vrai, jusqu'à un certain point, la courbure ou la saillie des os; mais si le travail morbide se continue, la maladie se développe vers les points diamétralement opposés, et porte atteinte à l'intégrité des fonctions des organes intérieurs. Il faut donc proscrire l'usage de ces machines et se borner à celui du Moxa et des remèdes internes qui doivent en seconder les effets: les intervalles de son application doivent être relatifs à l'âge et à la faiblesse des sujets; il vaut mieux que le traitement soit plus long, que d'exposer les malades à des accidens inflammatoires ou aux effets d'une fièvre traumatique, produite par un grand nombre de Moxas, dont les applications seraient trop rapprochées. Je pourrais rapporter un grand nombre d'exemples de succès, dans ces cas, de l'application de ce cautère.

§. XIII.

Le Moxa est sur tout impérieusement indiqué pour la consomption dorsale. Je vais me permettre une légère digression sur cette maladie, l'une des plus graves et dont les effets ont été considérés comme funestes par presque tous les médecins. Elle a été désignée sous les noms de mal vertébral, courbure de l'épine ou maladie de Pott. (*Voyez* les Œuvres de cet auteur, tom. III.) Malgré les remarques et les observations intéressantes que ce médecin a faites sur cette maladie, on n'en reconnaît ordinairement l'existence, que lorsqu'elle est parvenue à son 2e ou 3e degré, époque à laquelle les secours de l'art offrent bien moins de ressources que lorsqu'ils sont employés dès l'invasion des premiers accidens.

Jusqu'à Pott, on n'avait eu que des notions vagues et incertaines sur la maladie de l'épine ; on confondait souvent l'effet pour la cause; aujourd'hui même, des auteurs et des praticiens célèbres considèrent les abcès par congestion, qui sont constamment le résultat de la carie des vertèbres, comme une maladie isolée et indépendante de celle de l'épine (1).

Les recherches que j'ai faites pendant une trentaine d'années dans les camps et les hôpitaux militaires m'ont mis à même de vérifier les principes du célèbre médecin anglais, et d'analyser dans les plus grands détails les phénomènes que cette maladie présente dans ses différentes pério-

(1) Voyez la Pathologie de Boyer.

des. Mes essais nombreux m'ont également fait connaître un remède souverain, dans l'application réitérée du Moxa. C'est aussi le principal sujet du travail que je vais retracer.

J'ai cru devoir d'abord réformer les dénominations impropres sous lesquelles la maladie qui nous occupe a été désignée jusqu'à ce jour, et lui substituer un nom qui en fasse connaître le vrai caractère; comme elle consiste dans l'inflammation des vaisseaux organiques du tissu fibro-cartilagineux et osseux de l'appareil vertébral, ou des pièces osseuses des autres parties du tronc, je la nommerai selon son siége, savoir : rachialgie, lorsqu'elle attaque le rachis : sacro-coxalgie, lorsqu'elle se fixe dans les symphyses sacro-iliaques : sternalgie, sur le sternum : costalgie, sur les côtes ou leurs cartilages : scapulalgie, aux scapulums (omoplates) : et femoro-coxalgie, lorsqu'elle s'établit dans l'articulation coxo-fémorale, etc.

Je désigne sous le nom de rachialgie cette affection rhumatismale ou scrophuleuse; établie dans l'un des points de la colonne vertébrale, et qui a pour principal effet de produire une inflammation latente ou chronique dans les tissus fibro-cartilagineux et osseux des vertèbres; c'est une véritable phthisie. Cette inflammation, loin d'augmenter par l'engorgement le volume des parties, affaiblit leur tissu et paraît accélérer le travail de l'absorption et de la décomposition, de manière que le corps des vertèbres où se fixe d'abord l'altération s'affaisse par degrés en se ramollissant : les apophyses épineuses tendent à s'écarter les unes des autres et font saillie en arrière ou se dépriment en avant, ou se dévient à droite ou à gauche : ce qui caractérise la gibbosité en divers sens; les cartilages intervertébraux sont les premiers décomposés ou dissous, et à cette usure d'absorption succède bientôt l'érosion ou la carie dans les points correspondans de la substance osseuse, où elle se développe avec plus ou moins de rapidité, selon l'intensité des causes, selon l'âge et l'idiosyncrasie du sujet; la carie attaque rarement les apophyses épineuses ou transverses. Dès le premier moment de l'érosion, il y a émission, par tous les vaisseaux lésés, d'un fluide séreux purulent qui s'accumule d'abord sous les membranes ou les trousseaux ligamenteux ambians, s'infiltre ensuite ou s'épanche dans les voies celluleuses vers les points déclives ou vers ceux où il trouve le moins de résistance, et s'accumule dans des points plus ou moins éloignés, où il produit ce qu'on désigne sous le nom d'abcès symptomatiques ou par congestion; ces abcès, comme l'a judicieusement observé l'auteur anglais, sont constamment le résultat de la carie, ou l'un de ses principaux effets. La marche de ces abcès varie à l'infini; le plus ordinairement ils s'établissent dans les régions dorsales ou scapulaires : la matière fuse à travers l'interstice des muscles, des attaches tendineuses et des apophyses transverses, s'accumule dans des poches formées par les aponévroses ou les muscles larges du dos; quelquefois le pus passe sous les piliers du diaphragme, suit la direction du muscle psoas, et va s'amasser au pli de l'aine, ou passe par le bassin et gagne la région fessière; dans d'autres cas, il suit la direction des côtes et va former des collections dans l'un des points de la partie antérieure de la poitrine. Au reste, rien n'est plus bizarre que la marche de ces fusées et le développement des abcès qui en sont le résultat : cette circonstance doit rendre le praticien très-circonspect dans son pronostic ainsi que dans l'emploi des moyens à mettre en usage.

Les premiers symptômes qui signalent cette maladie sont des douleurs locales profondes, assez obscures d'abord ; elles augmentent ensuite et se propagent dans le trajet de la moelle épinière et des nerfs qui en émanent, notamment dans ceux qui se rendent aux membres les plus voisins de la maladie ; les muscles de ces parties sont frappés de stupeur sans être paralysés ; ces membres éprouvent des crampes douloureuses et une sorte de roideur ou de rétraction accidentelle, avec un sentiment de froid indépendant de la température de l'air ; à ces symptômes, se joignent la gêne, l'oppression, la perte de l'appétit, la maigreur, la fièvre lente, avec des intermissions plus ou moins irrégulières, suivies de flux colliquatif et de marasme.

J'entrerai dans de plus grands détails sur la marche de cette maladie, en parlant de la fémoro-coxalgie, affection du même genre, qui attaque l'articulation coxo-fémorale. Je ferai seulement remarquer ici que les cautères, établis par Pott contre la rachialgie, n'ont pas les avantages que je retire du Moxa. La suppuration abondante que ces premiers cautères fournissent, sans produire la révulsion que l'on désire, affaiblit considérablement le malade, surtout s'il existe des abcès symptomatiques ou par congestion. Si ces mêmes abcès sont ouverts de bonne heure, quel que soit le procédé dont on s'est servi avant d'avoir employé les moyens efficaces contre la carie, le malade meurt très-vîte. Or, dans l'administration de ces moyens, il faut porter son attention à ne point laisser établir ces foyers de suppuration, il suffit de produire une excitation sur les parties affectées, pour détourner le principe morbifique et changer les propriétés vitales des parties enflammées. Le Moxa, précédé de ventouses scarifiées, s'il y a lieu, remplit parfaitement cette double indication. Maintenant, je me contenterai d'indiquer les causes de la maladie de Pott et de faire connaître ma manière de traiter les abcès par congestion qui en sont le principal effet.

Les causes de la rachialgie sont le vice rhumatismal ou scrophuleux, et généralement tout ce qui peut contribuer à anéantir les forces vitales de l'appareil vertébral;

cette affection se développe et marche lentement, mais il est rare qu'elle s'arrête dans son cours et qu'elle guérisse spontanément. C'est une de ces maladies dont la nature ne peut se débarrasser sans les secours de l'art; aussi les suites en sont-elles ordinairement funestes. Il faut donc se hâter d'employer les moyens les plus propres à combattre cette cause morbifique, et l'expérience nous a appris que le plus puissant et le plus efficace est le Moxa.

Un grand nombre de sujets, que l'on croyait dans un état désespéré, ont dû leur salut à l'emploi de ce moyen héroïque. Je vais rapporter d'abord le précis de plusieurs observations qui affirment cette vérité; j'aurai ensuite l'occasion de revenir sur la théorie de cette maladie.

Première Observation.

Le général L***, épuisé par plusieurs causes débilitantes, était atteint d'une consomption dorsale, avec fièvre lente, asthénie notable des organes génitaux, courbure du rachis, gêne et engourdissement dans les membres inférieurs, marasme au premier degré. Cette affection avait résisté à un grand nombre de moyens; il fut décidé dans une consultation qu'on appliquerait une série de Moxas sur la colonne vertébrale et la région sacrée, sans discontinuer l'usage du kinkina et des ferrugineux administrés jusqu'alors. Par les trois premières applications, des changemens favorables eurent lieu : les forces du malade se rétablirent à mesure qu'on repétait les applications. A la 7e, M. L**** fut en état de marcher seul, et à la 13e, il put aller aux eaux minérales achever une guérison déjà très-avancée; il a fait plusieurs campagnes depuis.

Deuxième Observation.

Mademoiselle D***, âgée de vingt-cinq ans environ, était au premier degré de marasme, avec des symptômes bien prononcés de phthisie pulmonaire; déjà les vertèbres dorsales étaient courbées en arrière et à droite : l'omoplate du même côté était détachée du tronc de 3 centimètres environ, par une tumeur molle, ou dépôt par congestion commençant : ce symptôme annonçait le 1er degré d'une carie vertébrale; enfin, cette jeune personne marchait à grands pas vers le terme de sa carrière, quand je fus appelé pour lui donner mes soins.

Le régime débilitant auquel la malade était soumise depuis plusieurs mois, fut remplacé par un régime tonique et nourrissant; le kinkina combiné avec l'opium et les substances balsamiques et gommeuses, fut prescrit; vingt Moxas furent successivement appliqués à des intervalles de 3 à 4 jours, sur les côtés des apophyses épineuses des vertèbres dorsales, vis-à-vis des espaces qui séparent les apophyses transverses. Le premier changement favorable fut la cessation presque subite des symptômes de la phthisie pulmonaire, et, bïentôt après, la réduction de la saillie des vertèbres dorsales, le rapprochement et la résolution de la tumeur sous-scapulaire ainsi que l'affaissement de l'omoplate; peu à peu les forces générales se rétablirent, et les organes intérieurs reprirent le jeu de leurs fonctions; enfin, cette demoiselle jouit maintenant d'une bonne santé.

Je vais actuellement rendre compte d'une maladie à peu près semblable aux précédentes; l'observation a été recueillie sur l'un des malades à l'hôpital militaire du Gros-Caillou.

Troisième Observation.

Joseph Richaulet, âgé de 23 ans, canonnier à pied de la garde, avait, en février 1816, une tumeur de la grosseur des deux poings et de forme ovalaire, située derrière le bord spinal du scapulum droit : elle s'étendait de la base de l'épine de cet os jusqu'au-dessous de son angle inférieur; il y avait fluctuation dans toute son étendue, sans douleur ni changement de couleur à la peau; le sujet se tenait constamment courbé; les apophyses épineuses des vertèbres dorsales étaient saillantes et écartées, et cette portion du rachis était un peu déviée à gauche (côté opposé à la tumeur); lorsqu'on pressait un peu les points correspondans à ces vertèbres, le malade ressentait une douleur vive accompagnée d'un sentiment de faiblesse, qui allait jusqu'à la syncope, lorsqu'on prolongeait la pression. Cette tumeur et les autres symptômes qui l'accompagnaient, me firent aisément reconnaître la maladie de Pott, portée au deuxième et même troisième degré; elle était le résultat d'une affection rhumatismale que ce militaire avait contractée aux bivouacs glacés et humides de la campagne de France en 1814.

L'état du malade était tellement désespéré, que je n'attendais aucun succès de l'emploi des Moxas; néanmoins j'en tentai l'usage. A la troisième des applications que je fis, de deux à trois jours d'intervalle, sur le trajet des vertèbres dorsales qui paraissaient le plus affectées, le malade se trouva soulagé: la tumeur diminua légèrement, c'est alors que je la fis dessiner (1).

Je prescrivis les anti-scorbutiques et la continuation des Moxas jusqu'au 24e. Les derniers furent appliqués sur la paroi externe d'une poche purulente qui empêchait le recollement des parois de la tumeur. La guérison de ce militaire était complète le 23 juillet dernier (2). Il a éprouvé, pendant le cours de sa maladie, un raccourcissement de 2 centimètres environ dans sa taille.

Ce sujet a été présenté à la société de médecine de la faculté, avant et après sa guérison (3).

---

(1) Voy. la planche dans le 4e vol. de mes Campagnes.

(2) Voyez le même ouvrage.

(3) Lady Morgan, dans son ouvrage sur la France, témoigne son admiration sur les cures remarquables

Dans le tome 2, pag. 396 et suivantes de la relation de mes Campagnes, on trouvera encore plusieurs observations qui constatent l'heureux emploi du Moxa dans la rachialgie ou consómption dorsale, avec un principe de carie et des abcès par congestion, qui en sont la suite.

Après avoir fait usage du Moxa jusqu'au terme de la marche de la maladie, j'ai opéré les abcès chez quelques-uns des sujets de ces observations, d'après le procédé exposé dans l'ouvrage précité, qui consiste à faire une ouverture oblique dans l'abcès, au moyen d'un couteau étroit, rougi à blanc : puis à faire évacuer au même instant, à l'aide de ventouses sèches et d'un bandage légèrement compressif, toute la matière purulente accumulée dans le foyer.

L'observation suivante, et celles qui sont rapportées dans mon ouvrage, faisant connaître ce procédé dans le plus grand détail, justifieront sans doute les préceptes établis.

---

que l'on obtient, dans des cas de ce genre, à l'aide du Moxa, moyen inusité jusqu'à cette époque en Angleterre. (Tome II, Appendice 3).

Quatrième Observation.

Moussot (Pierre), âgé de 24 ans, d'une constitution phlegmatique bilieuse, fusilier au 6e régiment de la garde royale, contracta aux bivouacs froids et humides de la campagne de Saxe, vers la fin de 1813, une affection rhumatismale, fixée vers le dos; il ne restait plus des accidens qu'avait produit cette affection, calmée par le repos et un meilleur régime, que quelques douleurs périodiques, fixées vers le même point; lorsqu'ils se renouvelèrent avec plus de force pendant l'hiver de 1815; en mai 1816, ce militaire fut transporté des salles de fiévreux, où il avait été soumis au traitement anti-rhumatismal, dans les miennes. Il avait alors une tumeur considérable entre le rachis et le bord postérieur de l'os scapulum. Je reconnus à la première inspection une maladie de Pott, parvenue au troisième degré, caractérisée par la gibbosité, la déviation du rachis vers le côté gauche, la paralysie du corps de la vessie et celle des membres inférieurs.

La tumeur dorsale(1) était de forme ovalaire, elle avait environ 12 centimètres dans son plus grand diamètre et à peu près autant de saillie; la fluctuation était uniforme dans toute son étendue; la peau ne présentait aucun changement dans sa coloration.

Je commençai le traitement par l'application, sur tout le trajet de la colonne vertébrale, de ventouses sèches et scarifiées, auxquelles je fis succéder les Moxas et les médicamens usités.

Des changemens favorables furent l'effet des premières applications; ils continuèrent d'avoir lieu. Cependant la tumeur, dont le volume avait éprouvé une diminution très-marquée après la 4e application, mais moins sensible jusqu'à la 21e, resta stationnaire jusqu'au 25 juillet, époque à laquelle une petite phlyctène se manifesta presque tout-à-coup au centre de sa surface, et nous annonça l'ouverture spontanée et très-prochaine de l'abcès; dans cette conviction, je me hâtai d'y plonger un couteau à lame étroite, chauffé jusqu'au blanc, de manière à pratiquer une incision d'environ un centimètre et demi d'étendue, commençant à la phlyctène et se

(1) Voyez l'ouvrage déjà cité.

dirigeant vers la partie la plus déclive de la tumeur; un vase de la capacité d'un litre environ fut bientôt rempli d'une matière séreuse, inodore, d'un blanc grisâtre et mêlée de flocons albumineux ; une ventouse sèche, appliquée sur l'ouverture, acheva de faire sortir le peu de liquide resté dans le fond de la cavité ; dans ce reste de liquide on sentait des grains osseux friables, que je crus être le detritus de la portion cariée du corps de l'une des vertèbres.

Cette opération jeta pendant quatre jours le malade dans un état de faiblesse extrême, que je combattis par une potion antiseptique et par un régime fortifiant; un mouvement fébrile vint ensuite s'annoncer par des frissons répétés, suivis d'une chaleur intense. Elle était accompagnée d'un sentiment de constriction douloureux dans les hypochondres avec dypsnée, légère colique, flux diarrhéique, ténesme; la langue était villeuse et d'un rouge pourpre : les urines rares et d'un rouge brun.

Il y a tout lieu de croire que par l'aberration, ou la métastase, sur toutes les membranes muqueuses du principe très-âcre de la suppuration fournie par la carie du corps des vertèbres, il s'était établi dans toutes ces membranes une inflammation chronique, qui fut la source des symptômes dont je viens de parler.

L'application de ventouses mouchetées et de larges vésicatoires sur le thorax et le bas-ventre, l'administration des substances mucilagineuses anodines dissipèrent le danger imminent dans lequel s'était trouvé le malade. et le remirent dans un état favorable. Enfin, pour favoriser le recollement des parois de la poche purulente, j'appliquai de nouveaux Moxas.

Le 25 novembre 1816, ce malade pouvait être considéré comme très-près du dernier point de sa guérison : il marchait assez librement; mais il était privé de la faculté de fléchir le tronc en avant et sur les côtés, à cause de la soudure des pièces osseuses primitivement affectées par la carie; sa taille était raccourcie d'environ 4 centimètres. Il est évident que chez ce malade, qui a été conduit après deux ans de soins à une guérison complète, la carie du cartilage et du corps des vertèbres a dû être très-étendue, puisqu'il y a une si grande déperdition de substance.

Un autre procédé serait encore plus avantageux, si le fluide, contenu dans l'abcès, avait fusé dans une portion de tissu cellulaire, qui communiquât profondément avec le foyer purulent; ce procédé consisterait à passer un séton à travers ce tissu cellulaire; le fluide sortirait aussitôt par les plaies du séton et continuerait à s'écouler graduellement jusqu'à son entière évacuation; alors, si la carie des os, qui avait fourni ce fluide, était arrêtée, ainsi qu'on le suppose dans ce cas, la guérison complète de la maladie serait d'autant plus assurée, que la matière de l'abcès aurait été évacuée graduellement et sans nulle communication de l'air extérieur avec le foyer purulent. Deux sujets, dont il sera parlé plus bas, ont été traités avec avantage d'après cette méthode.

Cinquième Observation.

Thomas, fusilier au 5e régiment de la garde, âgé de 22 ans, avait éprouvé plusieurs fois, après des bivouacs multipliés, et plusieurs attaques de rhumatisme, de vives douleurs, qui, dans l'été de 1816, se réitérèrent principalement à la partie supérieure du dos; il parut, en même temps, entre le scapulum gauche et les vertèbres dorsales supérieures, une tumeur dont les progrès furent rapides et remarquables, puisque quinze jours après son apparition, elle avait acquis un volume considérable(1) et présentait une fluctuation manifeste dans tous les points de son étendue. la partie snpérieure de la colonne dorsale était fortement projetée en avant, de manière à former une concavité en arrière. Cette disposition, infiniment rare, était due sans doute à l'altération de la partie postérieure du corps des vertèbres, de sorte que les apophyses épineuses s'étaient rapprochées les unes des autres, tandis que la partie antérieure du corps de chaque vertèbre tendait à s'éloigner de la partie correspondante de l'os placé au-dessus et au-dessous d'elle.

Les membres supérieurs étaient dans un état presque complet de paralysie.

Vingt ventouses et treize Moxas furent successivement appliqués autour de la tumeur, dans l'espace de deux mois. A mesure qu'on multipliait ces applications, leur effi-

---

(1) Voyez l'ouvrage déjà cité.

cacité se manifestait de la manière la plus évidente, par la diminution des douleurs, par la réduction du volume de la tumeur, ainsi que par le retour des mouvemens dans les membres thoraciques.

Le 20 novembre, la tumeur était au quart de son volume primitif, et le malade était en voie de guérison. Ce militaire ayant été reformé, se retira chez lui, où la guérison se sera sans doute achevée.

Sixième Observation.

Dulard, cuirassier de la garde, après avoir été soumis à l'influence pernicieuse des bivouacs glacés de la Russie, fut atteint d'une douleur fixe dans la région lombaire, avec un engourdissement notable et une débilité très-marquée dans les membres inférieurs, qui, plus tard, tombèrent dans une paralysie presque complète.

Les médecins de Bourbonne-les-Bains, auxquels avait été envoyé ce militaire, n'observèrent et ne traitèrent que cette affection paralytique : mais ce fut inutilement.

Lorsqu'il fut conduit à notre hòpital, je reconnus, aux symptômes déjà tracés plusieurs fois, une rachialgie très-prononcée. Les trois premières vertèbres lombaires formaient une gibbosité d'environ 3 centimètres; la plus légère pression sur le point malade causait de vives douleurs, ainsi que de faibles mouvemens convulsifs dans les membres inférieurs. Dès les premières applications de ventouses, que je fis faire et répéter pendant 5 à 6 jours, sur tout le rachis, les hypochondres, les flancs, les fesses et les cuisses, le soulagement fut si évident, qu'il me fut permis de commencer l'emploi du Moxa et de substituer aux rafraîchissans donnés jusqu'alors, les toniques administrés avec les modifications relatives aux indications.

Quatorze Moxas, appliqués successivement sur les côtés de la gibbosité et vers les régions dorsale et sacrée, la firent totalement disparaître, de concert avec les ventouses scarifiées: ils rétablirent l'action contractile dans les muscles extenseurs des membres inférieurs spécialement affectés de paralysie, et facilitèrent la progression ainsi que le jeu de toutes les fonctions, au point qu'au 20 novembre ce malade fut en voie de guérison, et qu'il sortit de l'hôpital peu de semaines après.

Septième Observation.

Labaudre (Blaise), âgé de 28 ans, soldat au 1er régiment d'infanterie de la garde royale, après s'être livré à l'incontinence, commença à ressentir, il y a environ six ans, des douleurs dans le dos et le bassin.

Lorsqu'il fut transféré, le 7 septembre 1817, de l'hôpital militaire du Val-de-Grâce, où il était resté environ 6 mois, à celui du Gros-Caillou, il présentait à la région inguinale gauche un abcès par congestion, de forme ovalaire, de la grosseur des deux poings, avec fluctuation manifeste dans toute son étendue et sans changement de couleur à la peau; déjà l'un des points les plus saillans de l'abcès était prêt à s'ouvrir; et il était accompagné de douleurs à la hanche et à la cuisse du même côté, ainsi qu'à la région dorsale.

Une gibbosité manifeste, d'environ deux centimètres de saillie, formée par l'écartement des apophyses épineuses des dernières vertèbres dorsales, prouva qu'à l'hôpital du Val-de-Grâce on avait méconnu la lésion primitive, dont l'abcès n'était que le symptôme, puisque cette tumeur prenait naissance dans un point de carie, établie dans le corps de quelques-unes des vertèbres dorsales ou lombaires.

Des ventouses sèches et mouchetées appliquées sur toute l'étendue de la région dorsale, et notamment sur les côtés de la gibbosité, combattirent l'inflammation chronique et soulagèrent le malade.

Après l'application de 19 Moxas, la tumeur qui d'abord avait un peu diminué de volume, restant stationnaire , et le point dont j'ai parlé paraissant de nouveau prêt à s'ouvrir, je commençai par passer un séton à travers les tégumens et le tissu cellulaire de l'aine du même côté; j'eus soin de comprendre dans la perforation les cellules profondes de cette région, avec lesquelles la matière purulente renfermée dans la poche, me parut communiquer. En faisant évacuer graduellement et d'une manière indirecte tous les liquides, je désirais éviter l'ouverture directe de la tumeur, à cause de la mollesse et du peu d'épaisseur de ses parois, ainsi que de son voisinage avec les viscères abdominaux.

Cependant malgré la réduction très-marquée de cet abcès, ses parois s'usèrent au point de faire craindre leur ouverture spontanée: cette circonstance me détermina à y plonger un couteau incandescent, d'après le procédé que j'ai décrit plus haut.

Pendant les trois premiers mois qui suivirent l'opération, le malade fut aussi bien qu'on pouvait le désirer pour son état: la suppuration, quoique abondante, était de bonne qualité; les symptômes de la fièvre de résorption étaient dissipés, toutes les fonctions se faisaient bien, et Labaudre commençait à se promener dans la salle; mais cet infortuné habitué aux liqueurs spiritueuses s'y livra sans modération, dès qu'il se trouva hors de danger et en chemin de guérison; aussi fut-il atteint, peu de jours après ces excès, de coliques violentes, d'ardeur d'urine, et successivement d'affection soporeuse: la suppuration de la plaie qui était restée fistuleuse, se supprima, et une résorption métastatique vers les poumons et le cerveau se manifesta presque aussitôt: les fonctions de ces organes se troublèrent et s'affaiblirent graduellement; enfin après un mois d'angoisses, le malade mourut dans le marasme et l'épuisement.

Vingt-quatre heures après la mort, nous procédâmes à l'ouverture du cadavre, dont la couleur était déjà livide: les membres étaient souples et flexibles ; les viscères du bas-ventre et de la poitrine n'offroient rien de remarquable ; le crâne ne fut pas ouvert ; mais nous eûmes lieu de soupçonner une infection purulente au cerveau, par l'état paralytique dans lequel se trouvèrent tous les muscles des extrémités avant la mort, par les symptômes de céphalalgie et d'aberration mentale qui se manifestèrent également avant l'extinction totale de la vie.

Après avoir enlevé les viscères du bas-ventre, nous découvrîmes, comme je l'avois affirmé dès le moment où le malade entra à l'hôpital, une fusée purulente qui s'étendait de la plaie fistuleuse de la région iliaque gauche, le long du muscle psoas et derrière le péritoine, jusqu'au corps de la 2e et 3e vertèbre lombaire, dans lequel on observa une déperdition de substance de 4 centimètres d'épaisseur; elle s'était formée aux dépens de ces deux vertèbres, dont les deux portions restantes s'étaient rapprochées et se trouvaient dans une adhésion mutuelle. L'échancrure qui résultait de la perte de substance, était recouverte par le surtout ligamenteux ; des vaisseaux osseux projetés de chacune des deux pièces, formaient sur les côtés deux petits ponts, tandis que les points du centre cherchaient à se rapprocher pour opérer une soudure analogue. On peut voir les formes de cette pièce pathologique dans le 4e vol. de l'ouvrage déjà cité ; elle prouve d'une manière irrécusable que la carie des vertèbres, quelqu'étendue qu'elle soit, peut s'arrêter, et que les points vermoulus par cette ulcération peuvent se cicatriser, comme cela arrive dans les caries vénériennes du crâne, lorsqu'elles sont traitées méthodiquement (1).

---

(1) J'ai donné mes soins à trois militaires qui, par suite d'une syphilis constitutionnelle, avaient eu dans plusieurs points du crâne une carie qui avait sillonné, chez l'un, toute l'épaisseur de la table externe et du diploë de l'os frontal ; chez l'autre, elle avait étendu ses ravages jusque dans les sinus de cet os, en y causant une grande déperdition de substance ; le 3e, enfin, avait le frontal et l'occipital cariés. Tous trois jouissent maintenant d'une parfaite santé. La déperdition de substance ou les échancrures qui résultent de ces caries, se laissent apercevoir à l'œil et au toucher, sous les tégumens qui ont contracté adhérence dans tous les points. Le Moxa n'est point indiqué dans ces sortes de caries ;

Il est évident que la carie avait été arrêtée chez Labaudre ; que les portions osseuses détruites par cette affection, s'étaient cicatrisées et réunies entr'elles, et qu'il ne restait plus chez ce malade, pour arriver à une guérison complète, ainsi qu'elle a eu lieu chez les sujets des observations précédentes, que la détersion du foyer purulent qui avait

---

il en accélère les progrès, à moins que la cause n'en soit détruite, ou qu'on ne la combatte en même temps par les moyens spécifiques. Je ne terminerai point cette note sans parler du traitement que j'ai adopté pour la syphilis, et que nous employons avec le plus grand succès, dans l'hôpital dont la direction chirurgicale m'est confiée depuis près de 20 ans : ce traitement, que je distingue en interne et en externe, consiste dans l'administration, à l'intérieur, d'un mélange de dento-chlorure de mercure, d'hydrochlorate d'ammoniaque et d'extrait gommeux d'opium à parties égales ; 6, 8 ou 10 grains de ce mélange, dissous dans une quantité suffisante de liqueur d'Hoffmann, sont les doses suffisantes pour un litre de sirop sudorifique ou d'eau distillée. Le sirop se donne à la dose d'une demi-once jusqu'à deux onces. La seconde préparation s'administre depuis deux gros jusqu'à une once, dans un liquide mucilagineux approprié, tel que le lait ; des frictions mercurielles d'un à trois gros faites constamment à la plante des pieds, à trois ou quatre jours d'intervalle, auxquelles on fait succéder des lotions savonneuses, et de l'exercice constituent le traitement externe.

désorganisé le tissu cellulaire du muscle psoas et de la région iliaque où l'abcès s'était prononcé (1). Ce fait prouve enfin que ces maladies sont curables, lorsqu'on a le courage d'insister avec persévérance sur l'emploi du Moxa, et lorsque dans l'ouverture des abcès qui sont le résultat de la carie, on a le soin de vider du premier coup toute la matière contenue dans la poche kysteuse, à moins qu'on ne puisse faire usage du séton. Je terminerai ce paragraphe par le précis de deux observations extrêmement curieuses.

Huitième Observation.

Bulliard (Jean-Joseph), âgé d'environ 21 ans, d'une haute taille, blond et d'une constitution lymphatique, soldat à l'un des régimens suisses de la garde royale, entra à l'hôpital militaire du Gros-Caillou le 6 décembre 1818, pour y être traité d'abcès froids, qui s'étaient développés chez lui depuis quelques mois ; le plus considérable était situé à la

---

(1) Un soldat du 2e régiment suisse de la garde royale est maintenant traité par les mêmes moyens, à l'hôpital du Gros-Caillou, d'une affection qui a présenté les mêmes symptômes ; il est en voie de guérison.

région dorsale, et le 2e, sur la première pièce du sternum ; le genou gauche de ce malade était tuméfié, et les mouvemens de cette articulation très-gênés. Les 9e, 10e et 11e vertèbres dorsales faisaient une saillie assez considérable, et la moindre pression exercée sur les épines de ces vertèbres, lui causait les plus vives douleurs. Il était maigre, décoloré, il y avait un mouvement fébrile avec de légères rémissions, etc.

J'acquis, par tous ces symptômes, la conviction que ce jeune Suisse était affecté d'une phthisie osseuse (avec abcès par congestion ou symptomatique), établie dans le corps des dernières vertèbres dorsales, au sternum et à l'articulation fémoro-tibiale. Cette maladie, portée déjà à son 2e dégré, était causée sans doute par l'idiosyncrasie scrophuleuse du sujet, et par l'onanisme auquel il s'était livré sans réserve.

Après quelques jours d'observation, je préparai le malade à recevoir le Moxa, dont l'application lui parut d'abord cruelle; mais il s'y accoutuma graduellement, et finit par se laisser faire toutes les applications nécessaires avec le plus grand courage et une immobilité parfaite. Je m'occupai d'abord du traitement relatif à la tumeur sternale, autour de laquelle je fis appliquer une vingtaine de Moxas chinois; j'ouvris ensuite l'abcès symptomatique, qui était du volume d'un gros œuf de poule, au moyen de la potasse caustique.

La matière purulente évacuée, le foyer se détergea et mit à découvert au sternum, un point de carie qui avait donné origine à l'abcès. Cette vermoulure se détergea elle-même, des parcelles de la lamine compacte de cet os s'exfolièrent, la cicatrice s'y opéra, et l'ulcère des parties molles, resté long-temps fistuleux, se cicatrisa également par la suite, comme la partie vermoulue de l'os, sous l'influence salutaire de nouveaux Moxas chinois, posés tout autour.

La tumeur dorsale avait acquis pendant ce temps un volume si considérable, qu'elle égalait la grosseur et la forme de la tête d'un enfant. Je posai sur les côtés de toute la colonne vertébrale, en commençant à la partie supérieure et autour de la tumeur, une trentaine de Moxas de coton, avec insufflation; les premiers ayant beaucoup soulagé le malade, il fut encouragé à s'en laisser continuer l'application. Des pillules d'extrait de jusquiame, de nitrate de potasse et de camphre, et quelques précautions particulières firent disparaître chez ce jeune homme l'habitude pernicieuse qu'il avait contractée, et je pus continuer le traitement avec sécurité et tout le succès qu'on pouvait en attendre.

L'abcès du dos paraissant stationnaire, et le point le plus saillant menaçant de s'ouvrir, je me décidai, lorsqu'il fut arrivé au trentième Moxa et après quatre mois de soins, à l'opérer d'après ma méthode, c'est-à-dire avec le couteau incandescent. Je choisis l'un des jours de ma clinique pour faire cette opération, qui fut suivie de l'évacuation d'environ une pinte et demie de liquide, analogue à celui que nous avait fourni l'ouverture de l'abcès de Labaudre. Le pansement terminé, je pris toutes les précautions nécessaires pour prévenir les accidens consécutifs ou pour les dissiper. Une médication analogue à celle des malades précédens le conduisit, après quelques orages, au but que je désirais atteindre; il alla de mieux en mieux, et après une année de traitement, il se trouva, pour la rachialgie, en voie de guérison.

Mais la tumeur du genou avait augmenté dans les mêmes proportions, malgré tous les moyens indiqués mis en usage. Cependant je ne voulus pas enlever le foyer de ce travail morbide, avant que la rachialgie ne fût entièrement guérie, comme je l'avais fait à l'égard de cette dernière que je ne traitai qu'après la guérison de la sternalgie. Je continuai donc de donner mes soins et mon attention à la maladie dorsale jusqu'à l'époque de sa guérison, qui fut très-avancée à la fin du printemps de l'année 1820. Le mal du genou ayant fait de très-grands progrès, et étant convaincu que la carie avait attaqué profondément toutes les pièces articulaires, je me décidai alors à pratiquer l'amputation de la cuisse, que cet infortuné réclamait lui-même depuis assez long-temps. Cette opération, quoique faite avec précision et méthode, fut suivie d'une conicité effrayante. Beaucoup des médecins qui suivaient mes leçons de chirurgie clinique, étaient intimément persuadés que je serais obligé d'avoir recours à la résection; mais je les rassurai. L'expérience m'avait appris que cette saillie, étant l'effet de l'irritation locale et de la fonte du tissu cellulaire, cesserait lorsque l'exfoliation de la virole osseuse, plus ou moins grande qui se trouve au sommet de l'os coupé, serait faite, et qu'il n'y aurait plus aucune cause d'irritation; parce qu'alors la fibre motrice étant renflée et écartée par le suc graisseux qui remplit de nouveau le tissu cellulaire, la nature ramène, comme avec de douces tenailles, les parties molles vers le sommet du moignon, et rétablit entre elles et le point coupé du fémur le niveau parfait. Ainsi la résection tant préconisée par quelques auteurs et beaucoup de praticiens est non-seulement inutile, mais peut être dangereuse : elle est inutile, puisqu'il est très-difficile, pour ne pas dire impossible, que la scie tombe justement au-dessus des points du séquestre que la nécrose produit dans le cylindre du fémur, à des distances plus ou moins éloignées de son sommet; et pour peu qu'il échappe de ce séquestre ou cadavre osseux, la nature et l'art auront autant de peine à en obtenir l'évulsion que pour le séquestre tout entier. Quant au danger de la résection, il sera relatif à l'hémorragie ou à l'inflammation des membranes fibreuses qui peuvent l'accompagner. Toutes ces considérations seront développées dans un mémoire particulier sur cet accident. Ce phénomène s'est offert d'une manière bien évidente chez Bulliard et chez un de ses camarades à qui j'avais également amputé la cuisse pour une pareille maladie; en sorte, que la portion d'os nécrosé une fois exfoliée, les parties molles du moignon se mirent de niveau avec le bout de l'os resté sain, et la cicatrice fut parfaite. Enfin, ce sujet sortit de l'hôpital entièrement guéri, dans les premiers jours du mois d'août. 1820. Il a perdu environ 3 centimètres de sa hauteur; l'embonpoint est revenu, et tout annonce que maintenant ce militaire, qui est retourné dans sa patrie avec le sujet de l'observation suivante, jouit d'une bonne santé. Cette cure est remarquable sous plusieurs rapports.

Huitième Observation.

Le succès que j'ai obtenu chez le sujet de l'observation qui suit, n'est pas moins étonnant, bien que sa maladie n'ait aucun rapport avec celle du précédent. Je vais en donner le précis, parce que, d'ailleurs, le Moxa a beaucoup contribué au salut de ce militaire.

Stobler (Louis), âgé de 21 ans, l'un des soldats du 1er régiment suisse de la garde royale, frappé d'un accès de nostalgie, se jette d'un troisième étage de sa caserne, dans l'intention de se casser une jambe, pour être dans le cas de la réforme et être renvoyé chez lui. On devine d'avance quel dut être le résultat d'une telle chûte, dont l'effet principal se concentra dans sa jambe droite et sur les reins. Ce membre fut fracassé dans son tiers inférieur, et la première vertèbre lombaire fut luxée en avant sur la dernière vertèbre du dos. La dépression profonde qui s'observait en arrière sur cette première, la saillie contre nature que formait immédiatement au-dessus l'apophyse épineuse de cette dernière vertèbre, la paralysie subite et complète des membres inférieurs, des intestins et de la vessie, les angoisses et le froid glacial de la mort ne laissaient aucun doute sur cette luxation, et bien que je n'eusse fondé aucune espérance sur la conservation de ce jeune militaire, après l'avoir restauré avec les moyens indiqués, je cherchai autant que possible à remplir les indications qui se présentaient.

Je fis appliquer d'abord plusieurs séries de ventouses mouchetées sur les régions lombaires et sur toute l'enceinte du bas-ventre. J'enveloppai ensuite cet individu dans la peau encore fumante d'un mouton ré-cemment tué.

A cette application, je fis succéder immédiatement des embrocations d'huile de camomille camphrée très-chaude. Toute tentative de réduction aurait été inutile et nuisible. Deux saignées au bras et une troisième à la jugulaire, pour dissiper les effets de la commotion qui avait été violente, furent successivement pratiquées; et le malade fut mis à l'usage des boissons rafraîchissantes et antispasmodiques.

Bien que la fracture comminutive de la jambe indiquât l'amputation de ce membre, je la différai par le peu d'espoir de salut qu'offrait alors le blessé, et je me contentai de l'application de l'appareil dont je fais usage dans les cas de ce genre; cependant le sujet ayant repris l'usage de ses sens et ayant passé les cinq à six premiers jours sans augmentation des accidens graves que je viens d'indiquer, je conçus quelques lueurs d'espérance de le sauver, par une continuation de moyens et de soins assidus. La paralysie des membres et des viscères abdominaux était portée à un si haut degré, que le malade n'éprouvait aucune sensation douloureuse dans ses membres, malgré la fracture et les brûlures légères, essayées pour vérifier l'insensibilité.

On avait déjà remédié à la rétention de l'urine, au moyen de la sonde de gomme élastique, qu'on laissait à demeure dans la vessie. Mais aucun des lavemens purgatifs administrés n'avait pu dissiper la constipation opiniâtre, qu'éprouvait ce pauvre jeune homme depuis sa chûte. Il me fallut non-seu-seulement débarrasser l'intestin rectum, au moyen d'une curette faite exprès, des matières durcies qui le remplissaient; mais je fus encore obligé d'arriver avec la curette dans l'S romaine du colon, qui en était également remplie, au point de faire saillie dans la région iliaque gauche, à travers les parois du bas-ventre. Après une vingtaine de jours de ces soins et des frictions ou embrocations toniques, faites sur toute l'habitude du corps, il y eut une amélioration sensible et les excrétions commencèrent à se rétablir. Cependant, il restait toujours une grande faiblesse dans les membres inférieurs et des douleurs fixes dans le point de la vertèbre luxée. Je commençai alors l'usage des Moxas, que j'appliquai deux à deux sur les côtés des dernières vertèbres dorsales et premières lombaires. Le nombre en fut porté à huit: la sensibilité et les mouvemens musculaires des membres inférieurs se rétablirent assez promptement sous l'influence du Moxa; de manière qu'après dix-huit mois de traitement le malade aurait pu marcher, sans l'état de difformité et de raccourcissement dans lequel se trouvaient le pied et la jambe fracturés. Il sollicita alors lui-même l'amputation du membre que j'avais déjà jugée indispensable. Je fis cette opération dans l'épaisseur des condyles du tibia, parce que la maladie s'étendait fort haut. Rien n'entrava la marche de la plaie du moignon dont la cicatrice devint linéaire.

Les mouvemens et la sensibilité animale des parties, qui étaient restées long-temps paralysées, se rétablirent progressivement; et le sujet, après avoir marché avec quelque peine à l'aide des béquilles, remplit parfaitement cette fonction avec sa jambe de bois. Enfin ce Suisse arriva, au bout de deux ans et demi, à une parfaite guérison. Il présenta environ 4 centimètres de raccourcissement dans la taille qu'il avait en entrant dans son régiment. Les dernières fausses côtes ne sont qu'à un travers de doigt de la crête de l'os coxal, et il existe toujours une dépression profonde au-dessous de l'apophyse épineuse de la dernière vertèbre dorsale, qui est elle-même très-saillante.

C'est le troisième exemple que j'ai d'une luxation que je crois complète, de l'une des dernières vertèbres dorsales ou lombaires, produite subitement par des causes mécaniques. Les deux premiers sont insérés dans mes campagnes; et les sujets doivent être à l'hôtel royal des invalides, les phénomènes curieux que m'a offerts ce dernier feront le sujet d'un Mémoire que je me propose de faire par la suite sur ces luxations.

§. XIV. *De la Sacro-Coxalgie.*

L'affection rhumatismale peut porter ses effets sur les symphyses sacro-iliaques, de manière à produire chez les jeunes sujets surtout une disjonction graduelle des deux os, et par conséquent une sorte de luxation spontanée; c'est même la seule des articulations du système osseux, où une telle espèce de déplacement puisse s'opérer: encore est-il vrai qu'il est généralement déterminé par une cause mécanique, telle que les chûtes ou les fortes compressions exercées en sens inverse de la ligne des rapports entre les deux os. Cette même luxation peut avoir lieu chez de très-jeunes femmes qui viennent de mettre au monde des enfans d'une grosseur disproportionnée. J'en ai vu des exemples; j'ai été obligé même de faire porter un bandage contentif et compressif à une jeune dame de 17 ans, chez qui, après un accouchement laborieux, il y avait eu disjonction des os iliaques avec le sacrum, à l'instar de celle qui s'opère chez les femelles des *Cobayes* pendant le parturition. Néanmoins les symphyses se sont graduellement réunies, et cette dame s'est bien portée depuis.

L'observation communiquée à l'Académie de chirurgie, vers la fin du 18e siècle, par M. Lhéritier, professeur de l'école pratique, est un exemple frappant de cette affection. Le sujet de cette observation était un jeune agriculteur qui, après avoir long-temps souffert d'une douleur rhumatismale dans la région sacro-iliaque droite, éprouva par suite d'une chûte qu'il fit, une telle disjonction des deux os qui forment cette symphyse, que l'iléon exécutait des mouvemens alternatifs, de haut en bas, et réciproquement, avec la plus grande facilité ; M. Lhéritier, après avoir fait usage du cautère actuel, imagina ingénieusement de fixer les deux pièces en rapport, au moyen d'un bandage élastique, dont on peut voir la forme et la composition dans le dessin qui en a été fait, et qui doit se trouver aux archives de la faculté de médecine de Paris. Nous avons vu depuis, chez de jeunes militaires, ce mode de deplacement s'opérer tout-à-coup, par l'action oblique, de haut en bas sur l'os coxal, de boulets à la fin de leur course. Je pourrais rapporter ici en détail l'observation d'un sujet, atteint d'une pareille infirmité, que j'ai eu sous mes yeux, il y a peu de temps, à l'hôpital du Gros-Caillou.

Dans cette affection, le membre abdominal correspondant éprouve une élongation contre nature, relative à l'abaissement de l'os des hanches, si le déplacement de cet os a lieu de haut en bas; dans le cas contraire, ce membre présente un raccourcissement également contre nature, relatif à l'élévation de l'os coxal.

Le diagnostic de cette lésion particulière est difficile à établir : cependant les douleurs locales augmentant par une pression immédiate et la tuméfaction manifeste à la région sacro-iliaque, autorisent à assurer qu'elle existe.

Il arrive souvent que cette maladie produit dans la symphyse qui unit l'ilion au sacrum, un travail de carie, analogue à celui qui s'établit dans les vertèbres, ainsi que je l'ai dit, en traitant de la rachialgie, et vers l'articulation coxo-fémorale, dans la fémoro-coxalgie, dont je parlerai bientôt.

Si la maladie est récente, on peut y remédier par les moyens mis en usage par le professeur Lhéritier, auxquels on ajouterait avec avantage l'application réitérée des Moxas. Si la maladie est ancienne et surtout avec soudure des os dans un rapport vicieux, le mal est incurable.

Les moyens indiqués dans la rachialgie doivent donc être employés dans cette affection, qui est de même nature; mais je ne saurais trop recommander d'éviter l'application des Moxas sur les portions de peau qui recouvrent immédiatement les os; il faut par conséquent choisir l'espace qui correspond aux symphyses malades, ainsi qu'il est indiqué dans les planches n° 3 et 4 du 4e volume de mes campagnes.

Le même genre d'affection porte aussi

quelquefois ses effets sur le sternum, les côtes ou les omoplates (scapulums), ainsi que je l'ai vu; et le résultat de cette maladie, établie dans la substance de l'un ou de plusieurs de ces os, est absolument le même que dans les cas précédens. L'on peut également affirmer que les abcès qui se manifestent à des points plus ou moins rapprochés du foyer de la maladie, sont constamment produits par la carie de l'un de ces os. Ces abcès ne diffèrent pas non plus, quant à leur nature et à leur développement, de ceux qui accompagnent la rachialgie proprement dite. On pourrait donner à ces affections les noms de sternalgie, costalgie, et scapulalgie.

Dans tous les cas, j'ai remarqué dans ces maladies, comme dans la rachialgie, que, lorsque l'ouverture des abcès, quand elle est spontanée, a lieu avant que la carie de l'os qui les produit ne soit arrêtée par les moyens que j'ai fait connaître, elle est constamment mortelle, tandis que lorsqu'on fait usage de bonne heure des Moxas, de manière à arrêter le travail de la carie, l'opération indiquée pour ces abcès a des suites heureuses; j'en ai un grand nombre d'exemples.

§. XV. *De la Fémoro-Coxalgie.*

J'appelle ainsi l'inflammation latente ou chronique, qui s'établit dans l'appareil fibro-cartilagineux et osseux de l'articulation coxo-fémorale, à l'instar de celles dont il vient d'être fait mention, et qui attaquent l'appareil vertébral et la symphyse sacro-iliaque. Elle est ordinairement l'effet d'une affection rhumatismale ou de l'épuisement des forces prolifiques du sujet.

Cette maladie peut être héréditaire, acquise ou scrophuleuse, rarement syphilitique. Elle est nécessairement héréditaire, lorsqu'elle est le résultat d'un vice scrophuleux; c'est ce qu'on voit chez les enfans.

Dans cette supposition, les moyens que je vais retracer pour combattre la fémoro-coxalgie rhumatismale, maladie qui est toujours accidentelle, sont généralement indiqués avec très-peu de modifications contre la même maladie de nature scrophuleuse. D'ailleurs les symptômes qui accompagnent cette affection chez les enfans, sont les mêmes que ceux produits par la fémoro-coxalgie rhumatismale chez les adultes, soumis aux causes qui produisent et développent l'affection rhumatique. Je me bornerai donc à décrire cette dernière, nous réservant de faire quelques réflexions, à la fin de cet article, sur les effets de la fémoro-coxalgie scrophuleuse.

La fémoro-coxalgie rhumatismale attaque rarement les âges extrêmes; elle se manifeste ordinairement depuis la première époque de la puberté jusqu'au commencement de l'âge viril, c'est-à-dire, dans cette période de la vie, où le travail de l'ossification est prêt à se terminer; le développement de cette maladie se fait avec d'autant plus de facilité et de promptitude, que les sujets sont exposés à un ensemble de vicissitudes dont les effets portent sur les systèmes fibreux et ligamenteux. Les jeunes soldats, assujettis aux marches pénibles des armées, destinés à de longues campagnes et à parcourir des climats froids, y sont le plus exposés : c'est ce que j'ai observé particulièrement à la suite de la longue et pénible campagne de Russie.

Chez la majeure partie de ces jeunes militaires, la maladie étant très-avancée, et ayant été d'abord méconnue, elle a eu des résultats funestes ; cependant j'ai eu le bonheur d'en traiter plusieurs avec un succès inespéré.

Avant de rapporter les observations de ces sujets, je vais succinctement retracer les symptômes de la fémoro-coxalgie.

Elle s'annonce par des douleurs plus ou moins profondes dans la région articulaire du fémur ; elles se propagent bientôt le long de cet os jusqu'à l'articulation du genou, où elles se concentrent de manière à détourner l'attention du malade et du médecin de celles qui sont ressenties vers l'articulation ilio-fémorale : cette circonstance a occasionné bien des erreurs.

Le sujet porte habituellement la cuisse et la jambe demi-fléchies; les mouvemens s'exécutent difficilement, surtout ceux de flexion et d'extension complètes du membre, dont la nutrition s'altère promptement.

Dans la première période, l'extrémité s'allonge par degrés et dépasse le niveau de l'autre. Cette élongation contre nature est due à l'état de relâchement et de paralysie, dans lequel tombent les muscles ambians de l'articulation, à l'engorgement et à l'inflammation de la membrane synoviale : on peut l'attribuer aussi à celle des ligamens, et notamment de celui qui fixe la tête du fémur dans le fond de la cavité cotyloïde, sur le point d'insertion et sur la substance duquel le vice rhumatismal porte spécialement ses premiers effets, ainsi que sur le paquet synovial qui remplit la fossette sigmoïde de la cavité articulaire. Pendant cette première période du travail morbide, les douleurs sont profondes, le malade éprouve un malaise général, et les fonctions de la vie intérieure sont plus ou moins troublées, selon l'irritabilité du sujet : il s'établit un mouvement fébrile, avec des intermissions relatives à la durée des accès. On pourrait expliquer ces épiphénomènes par la stagnation des fluides qui abreuvent l'articulation, par l'état inflammatoire latent des ligamens capsulaires, de la membrane synoviale et des pièces osseuses articulaires. Les cartilages ne repoussent pas par leur gonflement la tête du fémur, ainsi que l'ont écrit plusieurs auteurs (*Voyez* le tome XV, p. 33, du *Dictionnaire des sciences médicales*); car je les ai constamment trouvés, à l'ouverture des cadavres, plutôt amincis et dissous que tuméfiés; leur organisation ne permet pas ce gonflement.

Par cet état d'altération générale des parties articulaires, la tête du fémur s'éloigne par degrés du fond de la cavité cotyloïde et détermine une élongation du membre d'autant plus sensible, que le ligament interarticulaire a perdu toute son élasticité ou s'est détaché de son point d'insertion, soit au fond de la cavité cotyloïde, soit à la tête du fémur; ce qui arrive de très-bonne heure. En effet, lorsque ce lien s'isole de l'un de ses points, le fémur, en raison de ses courbures et de sa gravité, tendant à reprendre la ligne droite, doit déterminer dans la totalité du membre, une élongation d'autant plus grande, que les puissances qui concouraient à le fixer dans ses rapports avecla hanche ont perdu leur ressort.

Mais la tête du fémur se déplace-t-elle en entier, comme l'ont avancé les mêmes auteurs ; ou bien s'il n'en est pas ainsi, que devient-elle ?

Avant qu'elle soit arrivée au rebord de la cavité cotyloïde, l'érosion du ligament interarticulaire et des cartilages diarthrodiaux a lieu; et à moins d'une chûte ou d'un mouvement forcé de la cuisse, susceptibles de déplacer l'extrémité articulaire du fémur, alors dépourvue de son ligament d'insertion, et par conséquent de produire facilement la luxation, elle ne s'établit point spontanément; et si, à l'ouverture des cadavres, on trouve la tête de cet os déplacé en dehors de sa cavité, on doit en rapporter la cause essentielle à une chûte ou à une percussion violente dont les effets ont porté sur l'extrémité de l'os, de manière à produire une luxation primitive ou consécutive. La fémoro-coxalgie peut avoir devancé ou suivi cette luxation; et c'est ce qui est arrivé, je le pense, aux malades qui font les sujets des observations de Sabatier, notre illustre maître. (*Voyez les Mémoires de l'Académie royale de chirurgie.*)

Lorsque la luxation existe concurremment avec la maladie dont je parle, elle offre avec les symptômes propres à la fémoro-coxalgie, ceux qui caractérisent la luxation, que je n'ai jamais rencontrée chez le grand nombre de malades que j'ai traités. Mais le travail d'érosion intérieure est accompagné d'un suintement séreux, lymphatique, qui remplit d'abord la cavité cotyloïde, et concourt sans doute à l'éloignement de la tête du fémur, dont les dimensions se réduisent par la carie qui en attaque la surface : elle s'empare en même temps de toute l'étendue de la cavité articulaire, en perfore même quelquefois les points les plus minces, s'étend par degrés dans l'os ilion, pénètre dans le bassin, où le fluide, d'abord accumulé dans l'articulation, se porte souvent tout-à-coup pour y former des fusées purulentes; tandis que d'autres fois il écarte les fibres du ligament capsulaire, s'infiltre dans l'interstice des muscles voisins et va former un ou plusieurs abcès dans des points plus ou moins éloignés de sa source. Dès ce moment, les accidens deviennent plus intenses, le membre peut même subir un raccourcissement momentané, dû à l'usure, suite de la carie de la tête du fémur, ou au passage subit, hors de la cavité articulaire, du fluide qui y était contenu ; ce qui caractérise la deuxième période. Ce phénomène, quand il a lieu, a pu faire croire à la luxation spontanée, mais en examinant attentivement la rectitude et la conformation du membre, on ne trouve aucun des signes qui caractérisent irrécusablement cette luxation; et je le répète, à moins d'une cause mécanique concomitante, la tête du fémur, déjà réduite d'ailleurs par la carie, ne se luxe point; je n'en ai pas vu un seul exemple, bien que j'ai eu l'occasion de faire l'ouverture des cadavres d'un grand nombre de personnes mortes des effets de la fémoro-coxalgie.

La troisième période se caractérise par les progrès de la carie, le développement des abcès à l'extérieur dans des points plus ou moins éloignés du siége du mal, ainsi que par l'état fébrile et cachectique du sujet. Ces abcès sont à-peu-près circonscrits, et présentent une fluctuation uniforme dans tous les points de leur surface, sans douleur locale, ni changement de couleur à la peau : ils s'accroissent lentement, insensiblement, et, lorsqu'ils sont parvenus au dernier degré, leurs parois s'amincissent et finissent par s'ouvrir spontanément; dès ce moment, le sujet tombe dans un état de fièvre lente et colliquative, l'affection gangréneuse frappe les parties ulcérées, et le malade meurt.

A l'ouverture des cadavres, on trouve des foyers purulens autour de l'articulation et les pièces osseuses dévorées par la carie.

Telle est la marche de cette maladie, que j'ai suivie chez un grand nombre d'individus. Lorsqu'elle n'a pas passé la première ou la seconde période, elle est susceptible de guérison, surtout si le sujet est soustrait à l'action des causes qui l'ont produite. J'en ai vu beaucoup d'exemples, et plusieurs sont rapportés dans mes Mémoires et Campagnes; j'en ferai connaître d'autres, non moins intéressans, dans la suite de cet article. Mais si la maladie est arrivée à la troisième période, il est beaucoup plus difficile d'en arrêter les progrès et d'en obtenir la guérison; on peut néanmoins et l'on doit tenter l'usage des remèdes indiqués; je vais maintenant faire connaître ces remèdes et leur mode d'application.

Dans la première période, il faut détourner l'inflammation des parties articulaires par des saignées locales dérivatives, telles que les ventouses scarifiées qu'on applique à plusieurs reprises autour de l'articulation; par cette opération, faite à propos, on dégorge de proche en proche les vaisseaux des ligamens articulaires, la douleur diminue et le malade éprouve un soulagement manifeste : si les symptômes inflammatoires persistent, ou s'ils se reproduisent pendant le cours de la maladie, comme cela est arrivé chez quelques-uns de mes malades, il faut passer un séton dans le pli de la cuisse, à travers les tégumens et le tissu cellulaire, sans toucher aux muscles ni à aucun des vaisseaux et nerfs cruraux (j'ai employé ce moyen avec avantage chez l'un des sujets des observations qui suivent cet article), le Moxa produit ensuite des effets plus avantageux.

Quibus à diuturno coxendicis dolore femoris caput suo loco excidit, iis crus tabescit et claudicant, nisi urantur. Hipp., aph. 60, sect. 6, édit. Bosquillon.

M. le docteur Corref, l'un des savans professeurs de Berlin, avait eu la bonté de me dire, lors de son passage à Paris, dans le commencement de 1816, que M. le professeur Rust de Vienne, aujourd'hui professeur à l'université de Berlin, se servait avec un grand avantage et sans nuls préparatifs du fer rouge, qu'il appliquait sur l'articulation et dans trois lignes obliques réunies au grand trochanter. M. Rust a fait construire à ce dessein un cautère, dont la forme et l'épaisseur sont telles qu'il conserve pendant toute l'application, la quantité de calorique nécessaire pour opérer, d'un seul trait et sans être obligé de le replonger dans le feu, la cautérisation désirée; il a observé qu'immédiatement après cette cautérisation, le membre revient tout-à-coup à sa longueur naturelle, et se met de niveau avec celui du côté opposé : j'ai eu occasion de vérifier ce phénomène remarquable sur plusieurs sujets dont l'observation sera rapportée plus bas, et chez lesquels il s'est reproduit tel que l'annonce le professeur allemand.

Je pense pouvoir expliquer ce phénomène de la manière suivante : en attribuant d'abord, comme je l'ai dit, l'élongation du membre à la rupture, dans l'un de ses points d'insertion, du ligament inter-articulaire, ainsi qu'à l'état de paralysie des muscles ambians, l'application du cautère actuel sur la région articulaire, doit opérer à l'instant une contraction simultanée et presque tétanique de ces muscles, et rappeler dans les ligamens affaiblis l'élasticité et le ressort nécessaires pour fixer temporairement la tête du fémur dans la cavité cotyloïde, où elle est ramenée tout-à-coup par cette contraction artificielle. Ce qui confirme l'assertion émise plus loin relativement à la rupture du ligament inter-articulaire, c'est que si le malade, qui se croit bien guéri parce que ses membres ont repris leur niveau, se livre à des exercices propres à rappeler dans les muscles l'affection rhumatismale, et par conséquent l'espèce de paralysie qui en est la suite, le membre s'allonge de nouveau presque tout-à-coup, et conserve cette nouvelle élongation plus ou moins long-temps, si par de nouveaux excitans on ne rétablit l'action des muscles et l'élasticité des ligamens. Ces principes vont être confirmés par l'une des observations qui sont à la suite de cet article. Ce raccourcissement subit par l'application du cautère, prouve sans réplique qu'il n'y a point de luxation.

Mais j'ai observé aussi que lorsqu'on se bornait à l'emploi du cautère métallique, le membre s'allongeait de nouveau graduellement, et que les symptômes de la maladie, qui avaient momentanément disparus, se reproduisaient bientôt après; on en prévient cependant le retour par l'application réitérée du Moxa, et l'on finit, en persévérant dans son usage, par guérir la maladie.

Maintenant peut-on dire que l'application du cautère actuel métallique soit nécessaire ou inutile? Sans oser prononcer encore sur cette question, que l'expérience seule doit résoudre définitivement, et bien que ce remède soit effrayant, je pense qu'il peut concourir puissamment au succès du Moxa, qui, n'agissant point avec la même énergie, n'arrête pas aussi promptement les progrès de la maladie.

Les Moxas doivent être appliqués autour de l'articulation, un à un, ou deux à deux, si la force et le courage du sujet le permettent. Il faut laisser un ou plusieurs jours d'intervalle entre les applications, selon les effets obtenus ou l'état de l'atmosphère. Les temps brumeux ou humides et froids, conviennent moins que les temps secs et sereins.

Première période.

Dans la première période de la maladie, il est facile de concevoir comment les moyens que je viens d'indiquer peuvent en arrêter les progrès et rétablir les propriétés vitales dans les parties affectées; les ventouses, en désemplissant les vaisseaux engorgés de l'appareil fibreux et osseux de l'articulation, favorisent la circulation des fluides dans ces vaisseaux, et rétablissent les fonctions suspendues des lymphatiques; les effets de l'irritation et de l'inflammation s'apaisent graduellement.

Hippocrate connaissait fort bien les heureux effets de l'emploi des ventouses dans ce qu'il appelait mal des hanches, ainsi que le prouve le passage suivant de son livre, *de locis in homine : Quum coxendicum morbus à fluxione fiat, cucurbitam medicam affligere oportet*, etc. D'ailleurs les avantages des ventouses seront exposés avec plus de détails, dans un article spécial consacré à ce moyen curatif.

La combustion du Moxa, opérée par le chalumeau, doit être préférée à celle qui se fait spontanément sans le secours du souffle, parce que, dans le premier cas, la colonne d'air, qu'on fait filer avec force par le tube capillaire du chalumeau, conduit ou transmet à des profondeurs relatives, avec une grande quantité d'oxygène, la matière du calorique que dégage la combustion; et c'est à l'excitation que ce double principe ignifère porte profondément sur les parties lésées, qu'est due l'efficacité du remède: d'ailleurs, à chaque application, les Moxas détournent l'irritation intérieure, et la masse du calorique qu'ils communiquent aux parties les plus profondes, augmente leur ressort et les rétablit dans leur état primitif.

Deuxième période.

Si la carie est commencée et qu'il y ait une collection purulente, ces moyens ont une action moins prompte et moins efficace; cependant, ils réussissent souvent, et j'en ai des exemples; ce qui doit encourager les praticiens à les mettre en usage et à persévérer dans leur emploi.

Cette seconde période de la maladie se caractérise, comme je l'ai dit, par une grande élongation du membre, la difficulté de ses mouvemens, ou même son immobilité, par la maigreur extrême du sujet et la fièvre lente; quelquefois les causes énoncées plus haut, peuvent déterminer dans le membre un raccourcissement plus ou moins sensible. Le pourtour de l'articulation est douloureux au toucher et tuméfié vers les points déclives, où l'on distingue quelquefois de la fluctuation et des dépôts commençans, rapprochés ou éloignés de l'articulation. Dans ces cas, les ventouses sont moins indiquées; il faut se hâter d'appliquer le Moxa. Le cautère actuel ne peut être employé qu'avec les plus grandes précautions, pour ne pas entamer les parois de l'abcès s'il est assez rapproché de l'articulation, parce que son ouverture établirait une communication de l'air extérieur avec le foyer purulent, et il en résulterait des accidens fâcheux, surtout si le travail de la carie n'était point arrêté, ainsi que je l'ai déjà observé. L'excitation violente, mais graduée, que les Moxas communiquent aux parties malades, arrête le travail morbide et paraît augmenter l'action des absorbans, de manière que les fluides, déjà accumulés dans les abcès du pourtour de l'articulation, ou dans ceux qui en sont plus ou moins éloignés (pourvu qu'ils ne soient pas trop distendus), sont repompés et transmis dans le torrent de la circulation; j'ignore les voies par lesquelles se fait la résorption de cette matière; mais je pense que c'est par le tissu cellulaire et le système veineux; dans tous les cas, elle s'annonce par la diminution de la tumeur, par une éruption (1) pustuleuse qui se manifeste

(1) On sait qu'une éruption cutanée, analogue au résultat des piqûres de puces, signale souvent la terminaison du rhumatisme.

sur toute la surface du corps de l'individu, ainsi que sur le sédiment terreux et purulent des urines, qui se précipite constamment par le repos au fond du vase (1).

La carie ou l'ulcération des os peut se cicatriser et se cicatrise réellement, en laissant, comme l'ulcère des parties molles, une dépression relative à la perte de substance et une expansion ou développement des vaisseaux osseux qui se dirigent des bords de la carie vers son centre, pour en opérer la cicatrisation. Si la carie avait attaqué les pièces osseuses qui sont en contact dans l'articulation, le membre resterait raccourci avec difformité et claudication.

Quels que soient les effets de la fémoro-coxalgie, il est très-rare que la nature soude les pièces osseuses articulaires entre elles ; ces pièces conservent toujours des mouvemens plus ou moins libres, qui sont favorisés par le poli éburné qu'elles acquièrent

---

(1) On lit dans les Mémoires de l'Académie royale des Sciences, l'observation d'une jeune personne, qui fut complètement guérie d'une gibbosité, après dix jours de fièvre et plusieurs déjections purulentes.

dans les points du contact ; car les cartilages diarthrodiaux, une fois détruits, ne se reproduisent jamais; enfin ces surfaces se solidifient complètement, les parties ligamenteuses qui sont restées saines s'épaississent, prennent de la consistance, et la maladie est guérie.

Troisième période.

Lorsque la carie est très-étendue et que les abcès consécutifs sont volumineux et rapprochés du foyer du mal, l'art offre peu de ressources ; cependant j'ai vu quelques exemples de guérison de cette maladie arrivée à ce degré, et l'on doit dans tous les cas faire usage des moyens décrits pour la seconde période ; mais il ne faut se décider à l'ouverture des abcès ou dépôts qui en sont le résultat, que lorsqu'on est convaincu qu'on ne peut plus en espérer la résolution, et que la source de la matière qui les forme est tarie ; ce qui suppose que le travail de la carie est arrêté : on en juge par la cessation de la douleur locale, par son absence, lorsqu'on fait exécuter des mouvemens au membre affecté, par le retour de la nutrition, des forces et de l'embonpoint du sujet, et enfin, surtout, lorsque l'abcès, bien qu'il n'ait pas augmenté de volume, est prêt à s'ouvrir spontanément.

Si dans cette période, on est assez heureux pour arriver au résultat dont je parle, par l'application réitérée des Moxas, l'usage des anti-scorbutiques et des toniques pris intérieurement (ce qui suppose au moins six ou huit mois de traitement); on peut alors tenter l'opération propre à ces sortes d'abcès, d'après le procédé que j'ai décrit dans mes campagnes, *page* 399, *tom.* 2, et que j'ai retracé dans le cours de ce travail. L'opération faite d'après ce procédé, on applique sur la paroi extérieure du dépôt évacué en totalité, des compressesépaisses, trempées dans de l'huile chaude de camomille camphrée, et maintenues à l'aide d'un bandage légèrement compressif.

Je pense que cette méthode est préférable à celle qui a été usitée jusqu'à ce jour, et qui consiste à ne faire qu'une ponction au sommet de la tumeur, à l'aide d'un trois-quarts, et à laisser écouler graduellement et très-lentement les matières contenues dans l'abcès; car, d'après ce mode d'ouverture, le contact de l'air extérieur altère promptement les matières qui restent dans le foyer de la maladie, les parties sont frappées d'affection gangréneuse, et la mort survient peu de jours après.

Par mon procédé, je parviens à diminuer le foyer d'infection et de contagion intérieur, en évacuant, à l'aide de ventouses sèches, la totalité du fluide, contenu dans la poche; les parois de l'abcès sont agglutinées entre elles, et peuvent plus facilement contracter une adhésion mutuelle; enfin, la nature, secondée par tous ces moyens, agit avec plus de succès contre les causes morbifiques.

Pendant les pansemens, qu'il faut renouveler fréquemment, on doit porter son attention à maintenir les parois de la poche constamment rapprochées et à empêcher l'introduction de l'air dans la plaie.

Ainsi que je l'ai observé, la fémoro-coxalgie scrophuleuse chez les enfans ne présente pas de différences sensibles dans ses symptômes avec celle que nous venons de décrire. Chez eux, ainsi que chez les adultes atteints de coxalgie rhumatismale, la luxation du fémur ne peut s'établir que par une cause mécanique, qui agirait pendant le cours de la maladie. J'ai eu également occasion de traiter plusieurs enfans affectés de cette maladie, et mes remarques à ce sujet sont les mêmes que celles que j'ai déjà faites chez les soldats; seulement j'ai remarqué que la maladie marche avec plus de rapidité chez les enfans, et que sa terminaison est plus promptement funeste; les remèdes internes dont on fait usage, tels que les anti-scorbutiques mêlés aux anti-scrophuleux, n'en arrêtent pas même les progrès; tandis que le Moxa, appliqué d'après le précepte prescrit, produit des effets merveilleux et détruit constamment la maladie, lorsqu'elle n'est pas très-avancée. Je pourrais citer plusieurs exemples à l'appui de cette assertion.

J'ajouterai à ces réflexions, que le cautère actuel, préconisé à juste titre par le professeur allemand pour la fémoro-coxalgie rhumatismale des adultes, ne me paraît pas convenir dans la coxalgie scrophuleuse des sujets très-jeunes; attendu que cette cautérisation forte et profonde entraîne une destruction d'autant plus grande dans les parties molles de ces individus, qu'elles se trouvent, par l'effet de l'âge et de la maladie, dans un état muqueux; on produirait donc promptement par ce moyen l'affection putride locale. Il faut se borner à l'application de petits Moxas, faite avec les précautions indiquées, et à l'usage des anti-scorbutiques, qui secondent avantageusement l'effet de ces topiques.

A l'appui des principes établis dans cet article et relatifs à la fémoro-coxalgie rhumatismale des adultes, je vais rapporter une série d'observations qui m'ont paru offrir un véritable intérêt.

Première Observation.

Mademoiselle de St.-M***, âgée de 21 ans, d'une sensibilité extrême, était tourmentée depuis long-temps par des douleurs violentes à la région iliaque gauche vers l'articulation coxo-fémorale, ainsi qu'au genou du même côté : elles étaient souvent accompagnées de névralgies singulières, dont la cause fut méconnue par plusieurs médecins de Paris.

Le docteur Corref, déjà cité, me fit appeler au moment où cette demoiselle était prête à périr des effets d'une constriction tétanique du pharynx et de l'œsophage qu'on avait vainement essayée de combattre. Nous nous empressâmes de forcer la voie de l'estomac au moyen d'une sonde œsophagienne; nous fîmes succéder l'application de ventouses scarifiées; les accidens nerveux et inflammatoires furent entièrement dissipés le troisième jour.

Dès-lors nous fixâmes notre attention sur la cause des accidens nerveux très-variés, que la malade éprouvait fréquemment, et nous reconnûmes une fémoro-coxalgie rhumatismale héréditaire, portée au 2e degré, aux symptômes qui servent à faire reconnaître la seconde période de cette maladie: il se manifestait au-dessus de l'arcade crurale et au-dessous de l'épine antérieure de l'os ilion, une tumeur ovoïde peu saillante et au fond de laquelle on sentait évidemment de la fluctuation.

L'inflammation qui existait cependant encore, céda facilement à l'application des ventouses scarifiées; nous leur fîmes succéder celle du Moxa Les sept à huit premières applications produisirent un changement extrêmement favorable; nous combattîmes les douleurs vives qui continuaient de se manifester, en passant un séton dans l'épaisseur des tégumens, sous la crête de l'os coxal, lequel fut conservé l'espace de quinze jours ; de nouveaux Moxas furent appliqués sur tous les points du pourtour de l'articulation : après le treizième, la tumeur avait entièrement disparu ; cette demoiselle avait eu par les voies utérines un écoulement purulent plus ou moins abondant, selon l'état de l'atmosphère.

L'extrémité malade qui, dans les premiers momens était plus longue que l'autre de 4 centimètres environ, s'était considérablement rétractée, et quoique à demi-fléchie, elle présentait un raccourcissement d'environ 2 centimètres ; enfin la guérison eut lieu après l'application d'une vingtaine de Moxas.

Maintenant comment nous rendre raison de la marche de la nature dans la terminaison heureuse et extraordinaire de cette maladie? Cela est très-difficile sans doute; néanmoins je pense qu'en appliquant au sujet de cette observation les principes que j'ai établis hypothétiquement dans le cours de cet article, on sera convaincu que non-seulement il y a eu résorption de la matière purulente, accumulée dans l'abcès qui s'était déjà formé dans le bassin, derrière la cavité cotyloïde, qu'un point de carie avait probablement perforé, comme je l'ai observé chez l'un des sujets morts de cette même maladie à l'hôpital militaire du Gros-Caillou, et qui probablement aurait recouvré la santé, si comme mademoiselle de St.-M***** et plusieurs autres malades, il avait rigoureusement observé le régime qui lui était prescrit; mais au moment où il donnait de véritables espérances de guérison, ce sujet s'est livré à toutes sortes d'intempérances, et même à l'onanisme, dont il n'avait pu se déshabituer, et il a succombé. A l'ouverture de son cadavre, nous avons trouvé le cartilage de la cavité cotyloïde détruit, le pourtour et le fond de cette cavité usés par la carie : tandis que nous avons aperçu déjà dans sa surface extérieure un travail de cicatrisation, semblable à celui qu'on observe dans la cicatrisation des parties molles; la tête du fémur avait également perdu son cartilage et son ligament rond, et cette éminence était réduite d'un tiers de son volume par l'effet de la carie à laquelle avait succédé une véritable cicatrisation. Les traces d'un abcès considérable s'observaient aussi dans l'intérieur du bassin, avec épaississement des portions du périoste correspondant au foyer de la maladie. Cette pièce pathologique que je conserve a été présentée à la société de médecine de la faculté de Paris.

Une pièce semblable a été présentée à la même société par MM. Béclard et Cloquet; elle a été trouvée sur le cadavre d'un homme de quarante ans, dont la colonne vertébrale était également altérée ; ces deux lésions constituaient chez lui l'existence d'une fémoro-coxalgie et d'une rachialgie. (*Voyez* le bulletin de la société, n° 7, 1816.)

Mais puisque la nature, secondée par la chirurgie, était parvenue chez ce sujet à arrêter les progrès de cette affection portée au 3e degré, et à le conduire à la guérison, *à fortiori* doit-on croire à celle de mademoiselle de St.-M***, chez qui, à la vérité, la maladie était beaucoup moins avancée, mais plus compliquée par les accidens divers qu'elle produisit ou qui l'accompagnèrent?

Chez cette demoiselle, il y a eu également raccourcissement du membre par la carie des pièces osseuses articulaires, cicatrisation intérieure et rétablissement d'une grande partie des mouvemens de l'extrémité et de toutes les fonctions. Cette personne, à la claudication près, jouit maintenant d'une bonne santé.

Deuxième Observation.

Un grenadier à cheval, âgé de 22 ans environ, entra au Gros-Caillou en décembre 1814, offrant tous les signes d'une fémoro-coxalgie à la cuisse droite, avec un abcès par congestion, établi au côté externe et antérieur de l'articulation ilio-fémorale du même côté. Cette tumeur faisait une saillie de trois centimètres environ, et elle en offrait cinq à six de longueur. L'extrémité malade, qui pouvait à peine exécuter de très-légers mouvemens, mise en parallèle avec celle du côté opposé, en dépassait le niveau de trois centimètres environ; tout annonçait d'ailleurs la luxation spontanée, si nous en exceptons les signes caractéristiques dont j'ai parlé et que je n'ai jamais rencontrés chez aucun de ces malades.

L'application de plusieurs ventouses scarifiées précéda celle des Moxas qui, jusqu'au

5e, ne me donnèrent aucune espérance de voir la tumeur opérer de résolution; mais après le 8e et 9e elle était déjà réduite d'un quart de son volume. De nouveaux Moxas la firent diminuer de plus en plus, lorsque obligé de partir, je confiai ce malade aux soins de M. le docteur Pigou, qui, par la continuation du même traitement, parvint à le guérir presque sans difformité ni claudication, puisque le membre ne fut que de quelques millimètres plus court que celui du côté opposé.

Troisième Observation.

En octobre 1814, je vis encore une fémoro-coxalgie, parvenue à sa seconde période, dans la personne de M. de Ronsan (Jean-Casimir), âgé de 32 ans, garde-du-corps du Roi. Cette maladie était la suite d'une affection rhumatismale, qu'avaient developpée des bivouacs humides et froids. Le membre malade, plus long que celui du côté opposé de 4 centimètres environ, était dans un état d'atrophie et d'immobilité presque complète; il se présentait à la région fessière une tumeur ovoïde; on sentait dans son centre une fluctuation obscure; d'autres symptômes semblaient annoncer une luxation spontanée du fémur, opérée de telle manière, que la tête de cet os semblait être arrêtée sur l'un des points extérieurs du rebord de la cavité cotyloïde; mais aucun des signes pathognomoniques de la luxation ne venait confirmer ce soupçon.

Il est inutile de répéter que, guidé par les motifs que j'ai exposés en décrivant la fémoro-coxalgie, je fis faire l'application des ventouses scarifiées sur tout le pourtour de l'articulation. Quelques Moxas avaient déjà diminué la maladie, lorsque M. le professeur Rust, passant à Paris, pour se rendre à Berlin, me conseilla d'appliquer le fer rouge sur la région articulaire, comme un moyen propre à faire rentrer sur-le-champ le membre dans sa longueur naturelle; je devais voir et faire par moi-même cette opération, pour croire à ce résultat.

Trois lignes profondes, convergentes à leur partie inférieure, furent tracées avec le cautère métallique. à la région postérieure de l'articulation; aussitôt après cette cautérisation, le membre perdit, en effet, à ma grande surprise, l'excédant de sa longueur.

Après quinze jours de repos, les douleurs du genou se renouvelèrent, et l'extrémité s'allongea de nouveau d'un centimètre et demi : cependant la cautérisation avait été assez profonde et faite d'après les vues du professeur allemand. L'application des Moxas, à laquelle je crus devoir revenir, et que je continuai jusqu'au 21e, fit disparaître les douleurs et l'élongation, rétablit les mouvemens de l'extrémité, et acheva en février 1816 la parfaite guérison de ce garde-du-corps, dont le membre est seulement resté d'un centimètre plus court que celui du côté opposé.

Quatrième Observation.

On rencontre plus fréquemment la fémoro-coxalgie chez les cavaliers et les artilleurs qui, étant plus assujettis aux bivouacs, sont par conséquent plus exposés à l'affection rhumatismale.

Dubois (Jacques), canonnier, âgé de vingt-cinq ans, entra à l'hôpital du Gros-Caillou en février 1816. Les douleurs vives et permanentes du genou droit, la flexion de la jambe, la difficulté du mouvement, la tuméfaction du pourtour de l'articulation ilio-fémorale, la maigreur, la fièvre lente continue, l'existence d'une tumeur ovoïde, profonde, avec fluctuation obscure au côté interne de l'articulation, ou au côté externe et postérieur, selon l'attitude du sujet, annoncèrent assez la fémoro-coxalgie.

Le membre était plus long que l'autre de trois centimètres environ ; abandonné à lui-même, il reprenait à l'instant sa première position ; au premier aspect, on eût affirmé que la luxation spontanée était sur le point de s'effectuer complètement : mon pronostic fut cependant tout-à-fait opposé.

Après les ventouses, 4 Moxas avaient bien calmé les douleurs ; mais la tuméfaction de la cuisse et son élongation étaient à-peu-près les mêmes. Je me décidai, comme pour le sujet de l'observation précédente, à employer le fer rouge, d'après la méthode du professeur Rust ; cette application eut un résultat aussi rapide et aussi heureux ; le membre malade se raccourcit de trois centimètres environ. Cependant peu de jours après, comme il commençait à s'allonger de nouveau, les Moxas, dont je poussai l'application jusqu'au 25e, prévinrent l'élongation et achevèrent la parfaite guérison du membre, qui ne resta que d'un centimètre et demi environ plus court que l'autre.

Cinquième Observation.

Malo (Jean-Claude), âgé de 23 ans, cuirassier au 1er régiment de la garde royale, nous présenta en juin 1816 une fémoro-coxalgie portée au 2e degré, et provenant d'une affection rhumatismale, contractée dans les bivouacs humides et froids de la Saxe. Les symptômes qui caractérisaient la fémoro-coxalgie semblaient tellement annoncer un véritable déplacement de la tête du fémur portée hors de sa cavité articulaire et vers l'un des points extérieurs du rebord de cette cavité, que plusieurs chirurgiens ne purent être dissuadés du contraire, qu'en me voyant employer le moyen explorateur et curatif du professeur Rust, qui eut encore le même succès. Le membre perdit l'élongation de 3 centimètres environ, qu'il avait avant l'opération. On pense bien que je la fis précéder de l'application de ventouses scarifiées et d'un régime convenable.

L'exemple que j'avais eu, chez les deux sujets précédens, de la tendance qu'avait à s'allonger de nouveau l'extrémité malade, malgré la cautérisation, me fit soupçonner avec raison que ce phénomène allait encore avoir lieu : en effet, quinze jours après l'opération, il se présenta, et je fus obligé de faire l'application d'une quinzaine de Moxas, pour obtenir un raccourcissement assuré.

Malo allait être parfaitement guéri, lorsqu'après trois mois de traitement, à la suite d'une longue course faite dans une première sortie, il fut tout-à-coup frappé de nouveaux symptômes inflammatoires, qui reproduisirent dans les 24 premières heures tous les phénomènes qui s'étaient fait remarquer à l'époque de son entrée à l'hôpital. Dans cette rechute, il est évident que l'état d'inflammation chronique des ligamens de l'articulation malade produisit ces phénomènes, puisque l'application réitérée de plusieurs ventouses scarifiées suffit pour les faire disparaître.

C'est avec raison que les Anciens ont recommandé le plus parfait repos dans le traitement des maladies des articulations; quelque soit d'ailleurs le mieux apparent, obtenu par les moyens mis en usage, on ne doit pas laisser marcher les malades atteints de fémoro-coxalgie, avant l'entier rétablissement des propriétés dans leur état d'intégrité première, le retour de l'élasticité et du ressort dans les ligamens, la cessation de l'état de relâchement paralytique des muscles qui environnent l'articulation, et enfin la cicatrisation des ulcérations intérieures, soit qu'elles aient porté leurs effets sur les surfaces articulaires, soit qu'elles aient leur siége dans le système fibreux : ce qui suppose au moins un espace de cinq à six mois.

Lorsque les symptômes inflammatoires résistent à l'action répétée et énergique des ventouses scarifiées, il faut passer un séton à travers les tégumens et le tissu cellulaire de la région la plus voisine de l'articulation. Il est même des cas où la saignée générale est indiquée, néanmoins ces cas sont rares; d'ailleurs le séton peut y suppléer : l'opération qui l'établit est d'abord accompagnée d'une effusion assez considérable de sang, cette saignée locale dégorge de proche en proche et successivement les vaisseaux de l'articulation, l'irritation et la suppuration que produit ensuite ce séton, concourrent à la résolution des abcès ; enfin on consolide la guérison par l'application d'une nouvelle série de Moxas ; c'est ce que je fis pour Malo, après avoir employé les antiphlogistiques : aussi ce malade éprouva-t-il une amélioration remarquable ; j'insistai néanmoins sur l'usage de l'adustion par le cylindre de coton, jusqu'à la guérison parfaite, qui eut lieu peu de temps après ; et ce militaire reprit son service.

Sixième Observation.

Raboullard (Jacques), âgé de 21 ans, soldat au 2e régiment de cuirassiers de la garde royale, fut, il y a environ trois ans, précipité du haut d'une voiture dans un fossé : la roue ayant été renversée sur lui, il resta pendant cinq heures plongé dans la glace et couché sur le côté droit; de violentes douleurs dans l'articulation ilio-fémorale, dans le genou et la région lombaire du même côté, le saisirent subitement. Depuis cet accident, l'extrémité inférieure droite s'allongea d'environ un centimètre. Les douleurs tantôt calmées, tantôt renouvelées par les circonstances où se trouva ce jeune homme, persistèrent cependant toujours dans leur marche.

Ce malade, au moment où il vint à notre hôpital, en août 1816, présentait les signes d'une fémoro-coxalgie; l'élongation du membre était considérablement augmentée.

Des ventouses appliquées méthodiquement pendant quinze jours, dégorgèrent les vaisseaux et produisirent un effet révulsif. Je traçai ensuite trois raies de feu sur la région de l'articulation coxo-fémorale, d'après le procédé décrit plus haut; quinze Moxas consolidèrent le raccourcissement subit qu'avait encore opéré la cautérisation.

Septième Observation.

Dunau (Abraham), soldat au 6e régiment de la garde royale, âgé de 25 ans, d'un tempérament lymphatico-sanguin, commença à éprouver au mois de juin 1815, à la suite de la campagne de Waterloo, des douleurs profondes dans l'articulation coxo-fémorale droite et dans le genou corres-dant. Ces douleurs survinrent sans cause apparente, et furent regardées comme rhumatismales; elles se calmaient pendant le beau temps, revenaient lorsque le froid et l'humidité se faisaient sentir, et toutes les fois que la température variait brusquement. Quarante jours de séjour à l'hôpital pendant les mois de septembre et octobre, pallièrent sa maladie : Dunau se crut guéri et reprit son service; mais au mois de janvier les douleurs se renouvelèrent, elles augmentèrent d'intensité, le membre devint plus long que l'autre, et le malade était obligé de faire exécuter un mouvement de circumduction à sa jambe, pour opérer l'acte de la progression. Il ressentait en outre les douleurs les plus vives dans la hanche et le genou droit. Malgré l'intensité de ces symptômes, ce ne fut qu'au mois d'octobre qu'une tumeur molle, avec fluctuation, sans changement de couleur à la peau, se manifesta sur la partie moyenne de la région sacrée.

Dunau rentra à l'hôpital dans les premiers jours de décembre, présentant les symptômes suivans : on remarquait sur la région extérieure du bassin, répondant à la partie supérieure du sacrum, une tumeur du volume des deux poings, avec fluctuation, sans changement de couleur à la peau : elle cédait à la pression, mais elle se faisait sentir alors à la partie supérieure de la cuisse, qui était allongée sur le bassin, et ne pouvait être fléchie qu'en faisant éprouver au malade les plus vives douleurs : la jambe était légèrement fléchie sur la cuisse, et revenait subitement à l'état de flexion, lorsqu'on cessait les efforts d'extension : la station était impossible.

A ces symptômes, je reconnus sans peine un abcès par congestion, produit par la carie de l'articulation coxo-fémorale. Quatorze Moxas furent successivement appliqués, et je vis les douleurs diminuer considérablement après chaque application; après la 14e, le malade fléchissait la cuisse sur le bassin et étendait la jambe sur la cuisse sans éprouver beaucoup de douleurs.

L'ouverture de l'abcès fut faite le 15 février, d'après le procédé indiqué; elle donna issue à une pinte, environ, de pus séreux et sans odeur, mêlés de flocons albumineux et de petits fragmens osseux, détritus de la carie de la tête du fémur. Les quinze jours qui suivirent cette ouverture se passèrent sans aucun accident; mais à cette époque le malade se procura des alimens et se livra à l'intempérance ; la suppuration se tarit presqu'entièrement, changea de nature, et la plaie ne laissa plus suinter qu'une matière séreuse et très-fétide; une fièvre ataxique se développa; ces accidens furent combattus avec succès par les moyens indiqués en pareil cas; la suppuration fut de meilleure qualité, il n'en sortait plus que quelques gouttes; le membre éprouva un raccourcissement d'environ un centimètre; le malade put fléchir la cuisse à volonté et sans éprouver de douleurs; l'embonpoint revint chaque jour d'une manière notable, et tout fit espérer une guérison prochaine, qui eut effectivement lieu à la fin de juillet sous l'influence de dix ou douze autres Moxas : ce militaire est rentré à son régiment où il a repris son service.

Je terminerai l'exposé des observations relatives à la fémoro-coxalgie par le précis de celle de M. R****, commisseur-priseur, que j'ai traité en ville, pour une affection semblable, et à qui on avaït vainement appliqué un Moxa d'après la méthode de Pott, c'est-à-dire, en introduisant des pois dans la cautérisation qui avait été pratiquée sur le grand trokanter du côté malade.

Ce fait prouve d'autant plus le peu d'efficacité de cette méthode, que la maladie était arrivée à son 3e degré, c'est-à-dire, qu'il y avait dans le membre une élongation d'environ deux centimètres, abcès par congestion au-dessous du point cautérisé, douleur vive dans cette région et dans toute l'étendue du membre, fièvre lente et continue, etc.

Trente-deux Moxas appliqués successivement, et avec les précautions indiquées plus haut, ont opéré la résorption de la matière de l'abcès, et la cicatrisation des parties ulcérées ou caries caractérisées par le raccourcissement du membre; enfin, la guérison a été tellement parfaite, qu'à une légère claudication près, le malade marche actuellement avec autant de facilité qu'avant l'invasion de la maladie. J'ai opéré cette cure heureuse dans le courant de l'année 1818.

J'ai employé le Moxa avec le même succès dans les maladies lymphatiques des autres articulations des membres, surtout dans celle qui est appelée tumeur blanche du genou. On seconde avantageusement les effets de ce caustique, qui doit être précédé quelquefois du séton passé dans le tissu cellulaire des parties latérales du genou, par une compression uniforme et graduée, faite avec des bandelettes de toile, enduites de styrax pur et imbriquées avec soin les unes sur les autres : on laisse ces appareils cinq ou six jours en place. J'ai remarqué dans ces cas que le détritus des cartilages diarthrodiaux, et les fluides accumulés dans l'articulation s'absorbent; la tuméfaction des pièces osseuses se réduit graduellement; les ligamens acquièrent de la consistance; une substance éburnée se forme à la surface des condyles et remplace les cartilages; enfin la guérison s'obtient à la longue, et l'individu conserve les mouvemens de l'articulation. Au reste, cette maladie sera le sujet d'un Mémoire particulier dont je m'occuperai incessamment.

Telles sont les maladies pour lesquelles le Moxa m'a paru généralement indiqué, et que j'ai combattues avec le plus grand succès. Il est facile de concevoir d'ailleurs que ce moyen pourrait convenir à d'autres affections chroniques : mais je laisse à la sagacité des médecins le soin de les déterminer.

FIN DU MÉMOIRE SUR LE MOXA.

MÉMOIRE
SUR LE SIÉGE ET LES EFFETS DE LA NOSTALGIE;

SUIVI

De quelques réflexions sur les lésions partielles du cerveau, résultant de causes spontanées ou de causes mécaniques.

Tout prouve, contre l'opinion de la plupart des anatomistes, que le cerveau ou l'encéphale, est l'instrument essentiel et exclusif de toutes les sensations spontanées ou imprimées vers cet organe, de l'extérieur à l'intérieur. Un grand nombre de faits relatifs aux lésions du cerveau, et plusieurs autopsies cadavériques m'ont convaincu de la vérité de cette assertion, depuis longtemps établie par de très-grands physiologistes, tels que Haller, Sœmmerring et le docteur Gall.

On ne peut douter en effet que les affections mentales n'aient, comme toutes les passions de l'âme, leur siége exclusif dans le cerveau; mais la nostalgie qui a donné lieu à tant d'hypothèses ou d'opinions diverses, par rapport à son siége et à ses effets morbides, s'établit-elle dans cet organe et altère-t-elle réellement l'intégrité de ses fonctions ?

C'est une question très-importante, que je n'essaierai pas de résoudre; je me bornerai pour le moment à rapporter quelques faits relatifs à ce genre de maladie, en décrivant avec soin tous les phénomènes qui l'accompagnent ou la caractérisent, et les différences qui existent ou peuvent exister entre cette affection morbide et beaucoup d'autres maladies qui ont également leur siége dans le cerveau.

Il est bien évident que toutes les sensations sont transmises immédiatement dans cet organe, ou par le système nerveux, avec lequel il a un rapport immédiat, ou par les sens, dont les nerfs établissent également avec lui une correspondance intime et directe. D'après cette vérité irrécusable, le cerveau doit nécessairement recevoir les premiers effets de ces sensations, et selon l'influence plus ou moins active que ces effets auront produit sur sa substance pulpeuse, il surviendra une altération relative dans les organes intérieurs, qui reçoivent directement ou indirectement les propriétés vitales des nerfs encéphaliques.

D'après cette correspondance nerveuse, il serait facile d'arriver à l'explication des causes de certains phénomènes pathologiques, qui ont échappé aux yeux des observateurs.

Ainsi le premier effet du désir ardent que l'individu atteint de nostalgie éprouve de revoir sa patrie, doit être nécessairement suivi, lorsqu'il ne peut le satisfaire, d'une inquiétude pénible qui s'accroît progressivement; et cette passion, résultat des sensations transmises au cerveau par les sens, paraît en affecter d'abord la périphérie où résident probablement les organes de l'induction. Les premiers effets pernicieux de ces impressions morales, produisent indubitablement une sorte d'expansion dans les substances du cerveau, l'engorgement et l'engourdissement des vaisseaux de cet organe, et successivement de ceux des membranes qui l'enveloppent et en tapissent les cavités : aussi les premiers phénomènes pathologiques qui s'observent dans ces cas, sont l'affaiblissement ou aberration des fonctions intellectuelles. Ces effets se propagent ensuite d'une manière graduée, lente ou progressive vers les parties profondes du cerveau qui fournissent les nerfs des organes des sens et de la locomotion, en sorte que les fonctions de ces organes s'affaiblissent également, ou éprouvent des altérations qui ont leurs signes particuliers.

Les plaies de tête, ou toute autre cause extérieure qui lèsent le cerveau dans quelques-uns des points de sa périphérie, ou de sa surface antérieure ou supérieure, produisent des résultats analogues. Plus tard, je tâcherai de développer ces idées, et de les étayer de l'observation.

Dans les lésions à la tête qui agissent excentriquement de l'intérieur à la superficie (telles sont celles produites par des causes mécaniques dirigées obliquement de la base du crâne vers son intérieur); dans les métastases qui s'opèrent d'un point plus ou moins éloigné vers cette même partie, et dans les amas de liquide formés dans les cavités cérébrales, l'altération des fonctions du cerveau doit présenter une marche différente, et avoir d'autres résultats. Ici la compression s'exerce sur l'origine de quelques-uns ou de tous les nerfs de la locomotion, sur ceux des organes mixtes, et sur ceux des sens dont les fonctions sont bientôt troublées ou affaiblies à des degrés relatifs, tandis que les facultés intellectuelles peuvent rester intactes en totalité ou en partie ; car il en est sans doute de ces facultés comme de celles des organes des sens, c'est-à-dire que, comme le dit le docteur Gall, ces premières peuvent et doivent s'exercer séparément.

Voilà donc deux données générales, ou deux hypothèses que je tâcherai de convertir en théorème par l'exposition exacte des faits.

§. Ier.

Je ne récapitulerai pas les phénomènes ou les symptômes que les solutions de continuité à la surface du crâne avec pénétration (quelle qu'en soit la nature), peuvent produire sur le cerveau ; ils sont décrits dans les mémoires nombreux ou dans les observations publiés sur les plaies de tête : d'ailleurs ces phénomènes se rapportent tous à ceux que j'indique dans ce Mémoire.

Ainsi, par exemple, tous les médecins savent parfaitement que lorsqu'un corps étranger comprime le cerveau à quelques-uns des points de sa surface supérieure, les fonctions mentales sont altérées d'une manière plus ou moins sensible, et que, s'il est au pouvoir de l'art de faire cesser cette compression, en donnant issue au fluide épanché, ou en faisant l'extraction du corps qui l'exerce, les facultés intellectuelles se rétablissent aussitôt dans les mêmes proportions. J'ai eu plusieurs fois l'occasion de vérifier ces phénomènes dans les nombreuses plaies de tête que j'ai pansées aux armées et dans les hôpitaux. Sans m'arrêter à ces sortes de plaies et pour suivre cet ordre, je vais d'abord rendre compte des faits que j'ai observés chez un grand nombre de nostalgiques pendant leur vie et après leur mort. Chez ces individus, comme chez la plupart des aliénés, les facultés mentales s'altèrent les premières, et celles de la vie de relation présentent successivement le même phénomène; tous les nostalgiques éprouvent en effet des aberrations dans l'esprit : ce sont des tableaux rians et enchanteurs qu'ils aperçoivent de loin dans le lieu qui les a vu naître, quelque inculte ou aride qu'il soit : à les entendre, leurs parens et leurs amis viennent à leur rencontre couverts de riches habits, et avec les démonstrations les plus affectueuses. Dans ces premiers momens, il y a donc exaltation ; elle se caractérise en effet, par une augmentation spontanée de chaleur sur la tête, par l'élévation du pouls, les mouvemens désordonnés de l'individu, la rougeur des conjonctives, le regard incertain, la locution précipitée et inexacte; il survient de l'oppression, des pandiculations, des soupirs, de la constipation, et des douleurs vagues dans différentes parties du corps.

A cette pyrexie, succèdent la compression et la gêne dans tous les organes : l'estomac et le diaphragme n'étant pas stimulés, comme dans l'état naturel, par les nerfs pneumogastriques se tombent dans un état de stupeur, et, il manifeste aussitôt des symptômes de gastrite ou de gastro-entérite, qui ne sont toutefois qu'un symptôme consécutif de la lésion du cerveau. Les fonctions digestives sont dérangées, la fièvre devient plus intense, et marche avec l'appareil qui la suit ordinairement.

Dans la troisième période, l'asthénie se

déclare avec prostration des forces; la tristesse alors s'empare du sujet, il gémit, il verse des larmes, souvent il a horreur des alimens, et quelquefois des liquides transparens, tels que l'eau pure; ce qui lui donne un caractère hydrophobique. Enfin, la vie lui devient à charge; alors il se donne la mort sans nulle répugnance, si la main, qui doit exécuter cette action, n'est pas déjà frappée de paralysie; ou bien les forces vitales du sujet s'éteignent graduellement, et il meurt sans se connaître.

Pendant la retraite de Moscou, nous avons vu périr de la même manière un grand nombre de nos compagnons, dont le cerveau avoit été également altéré par un froid de 25 à 26 degrés.

A l'autopsie du cadavre d'un nostalgique, l'on trouve, 1° la superficie des hémisphères du cerveau dans un état d'inflammation profonde, avec des points de suppuration dont le siége et l'étendue varient; l'arachnoïde et a pie-mère participent à cette inflammation. Les substances du cerveau sont ramollies, et leurs vaisseaux artériels gorgés de sang noir et liquide; 2° les poumons sont également engorgés; les cavités du cœur sont dilatées outre mesure, et remplies de coagulum ou de sang noirâtre; 3° l'estomac et les intestins sont distendus par des gaz; leur membrane muqueuse est injectée, mais elle ne présente point de symptômes d'une véritable inflammation. Ainsi, les individus ne meurent point, comme on a pu le croire, d'une gastro-entérite, mais bien des effets de l'altération du cerveau.

Les habitans de régions froides et humides, telles que la Hollande, ou de pays de montagnes, tels que la Suisse, le Brisgau, sont plus accessibles aux impressions morales que produit la notalgie; et plusieurs médecins célèbres ont déjà fait cette remarque. Ce furent principalement les troupes de ces nations qui, en raison de cette disposition morale, souffrirent le plus, pendant la campagne de Moscou, des vicissitudes cruelles que nous y éprouvâmes (*Voyez le 4e volume de ma Relation générale*); tandis que sur le sol brûlant de l'ancien monde (quoiqu'en aient dit certains écrivains qui n'ont point vu ce climat), je n'ai remarqué chez aucun individu de l'armée le moindre symptôme de nostalgie. Tous, au contraire, s'étaient fait de l'Egypte une si juste et si favorable idée, qu'ils la considéraient comme leur seconde patrie; il est même peu de nos compagnons qui n'aient sincèrement regretté ce climat.

En effet, plusieurs Suisses de la garde royale ont été successivement envoyés à l'hôpital pour y être traités d'affections indéterminées qui prenaient promptement le caractère de la nostalgie. Elle s'est fait surtout remarquer dans le cours de l'année 1820, et plus particulièrement dans l'extrême ascension du baromètre. C'est dans cette circonstance aussi que toutes les aliénations mentales s'exaspèrent, et j'en ai des preuves non équivoques. Le premier, et le plus remarquable de ces malades, fut un soldat du premier régiment suisse. Il entra d'abord dans les salles des fiévreux, et son état n'offrit rien d'alarmant à son médecin, le docteur Cornac, qui lui administra tous les secours convenables. Un jour l'on vint m'avertir pendant ma visite, que cet infortuné venait de se suicider dans son lit, peu de momens après celle du médecin. Je courus de suite à son secours, et je le trouvai en effet baigné dans son sang, et presque expirant d'une large plaie qu'il s'était faite à la région du cœur, avec un couteau nommé *eustache*. La blessure était située immédiatement au-dessous du mamelon gauche; elle se dirigeait obliquement d'arrière en avant dans l'étendue d'environ trois pouces, en suivant la direction de l'intervalle des sixième et septième côtes. Il y avait division des muscles, et l'instrument avait pénétré dans la poitrine par l'intervalle intercostal. Une très-grande quantité de sang vermeil et écumeux était sorti et sortait encore de cette plaie : ce symptôme me fit soupçonner la lésion profonde du poumon, et même celle du péricarde. Les lèvres du blessé étaient décolorées, ses yeux immobiles, larmoyans et à demi-fermés ; le pouls était presque nul, les extrémités froides, la voix totalement éteinte, et le malheureux respirait à peine. A ma grande surprise, je trouvai, dans les bords de cette plaie, sept incisions différentes, qui en coupaient l'épaisseur en autant de petites bandelettes irrégulières et parallèles, de deux ou trois lignes de largeur. Il était ainsi prouvé que ce nostalgique avait répété son opération huit à neuf fois, et sans doute jusqu'à ce que la puissance motrice ait été affaiblie par la perte du sang provenant de la lésion du poumon. Si les malades de la salle et les infirmiers n'eussent été avertis par le cri plaintif qu'il poussa à son dernier coup, et qu'on n'eût point trouvé l'instrument dans sa main droite fortement serrée, le médecin légiste n'aurait pu croire qu'une telle action était l'effet de la puissance intuitive du sujet (1). Je tâcherai de donner quelques explications de ce phénomène à la fin de l'observation. Malgré l'état désespéré du sujet, je me hâtai d'exciser les bandelettes déchirées, et de simplifier la plaie autant que possible, pour pouvoir en opérer la réunion, et intercepter par conséquent le passage de l'air extérieur. Bien que ce résultat fût imparfait, je suspendis néanmoins le cours de la mort de cet infortuné, et je le rappelai à un état de

---

(1) Lorsque j'étais élève à l'hôpital général de Toulouse, je me rappelle qu'un aliéné, ayant caché un rasoir dans la paillasse de son lit, se fit au bas-ventre cinq à six incisions, presque toutes sur la même ligne. Une d'elles ayant ouvert l'enceinte de cette cavité, dans l'étendue de deux à trois pouces, il se fit une éventration de presque tous les viscères; et le malade mourut d'autant plus vite, qu'il s'arracha lui-même une partie de ses intestins.

vie qui me fit concevoir quelque espérance de salut.

Le développement du pouls, de la chaleur, des mouvemens, de la respiration, et la coloration des lèvres, m'annonça la cessation de l'hémorrhagie intérieure, et le retour des forces vitales. Je prescrivis des embrocations d'huile de camomille camphrée chaude sur les membres et sur le bas-ventre, ainsi que des boissons mucilagineuses antispasmodiques, et des émulsions édulcorées. Je fis appliquer la glace sur la tête, et je cherchai à calmer l'esprit du malade en lui promettant un congé pour retourner dans sa patrie, s'il le désiroit; mais il ne fit aucune attention à ces propositions, que son état d'aberration mentale ne lui permettait plus d'apprécier. Il était d'ailleurs dans une insensibilité physique si absolue, qu'il ne manifesta point la moindre douleur pendant l'opération qui fut faite à l'époque de son premier pansement, et il paraissait s'abandonner entièrement au sort qui l'attendait. Enfin, il ne témoignait plus aucune espèce de désir; toutes les fonctions de la vie de relation étaient considérablement affaiblies, et celles de la vie intérieure dans un état de perturbation. Néanmoins il fut assez calme pendant plusieurs heures, et il ne survint aucun accident notable; mais le malade ayant arraché l'appareil pendant la nuit, des symptômes d'inflammation traumatique se déclarèrent le lendemain, et marchèrent avec une rapidité extrême. Tous les moyens indiqués en pareil cas furent insuffisans, et il mourut du cinquième au sixième jour de l'accident dans les angoisses les plus pénibles.

A l'autopsie du cadavre, faite vingt-quatre heures après la mort, je trouvai la plaie pénétrant, comme je l'avais indiqué, dans la cavité gauche de la poitrine par l'intervalle de la sixième et de la septième côte : la lame de l'instrument avait d'abord percé une portion du poumon; elle avait ensuite effleuré le péricarde et déchiré le nerf phrénique gauche. Il y avait environ deux livres de sang, mêlé de sérosité, épanché dans cette cavité. Toutes les membranes séreuses étaient enflammées et couvertes d'une couche albumineuse au travers de laquelle des vaisseaux s'étaient déjà développés pour produire des adhérences mutuelles. Le poumon était divisé dans la profondeur d'environ un pouce, et il était hépatisé dans le reste de son étendue. Les cavités du cœur étaient très-dilatées et remplies de sang noir et liquide.

Le poumon gauche et les viscères du bas-ventre étaient dans l'état naturel.

Le crâne scié et ouvert, je fus fort étonné de trouver, entre la dure-mère et la pie-mère, une couche d'albumine purulente, qui recouvrait toute la périphérie du cerveau, et dans laquelle l'arachnoïde était confondue. Plusieurs points de suppuration se faisaient également remarquer dans la substance corticale de cet organe, surtout vers les lobes antérieurs et aux bords supérieurs des hémisphères. Les sinus de la dure-mère et tous les vaisseaux de l'encéphale étaient gorgés de sang noir et carbonisé; il y avait une assez grande quantité de sérosité dans les ventricules, mais la base du cerveau et le cervelet étaient sains.

D'après ces faits, l'on peut préjuger qu'une céphalite, développée graduellement sous l'influence de l'affection morale profonde, occasionnée, chez ce Suisse, par le désir ardent de retourner dans sa patrie, avait précédé l'action du suicide, que l'on peut considérer comme automatique et indépendant de la volonté du sujet. Je vais essayer de donner l'explication de ce phénomène singulier.

J'ai déjà fait observer que la sensibilité cérébrale de ce nostalgique, était presque éteinte à l'époque de sa blessure; car il ne manifesta aucune douleur pendant les incisions qui furent faites pour débrider les angles de la plaie, et exciser les bandelettes irrégulières des tégumens dont j'ai parlé plus haut. Si cette sensibilité n'eût pas été éteinte chez ce militaire dès le commencement de la maladie, il n'aurait jamais pu répéter jusqu'à la huitième fois l'opération douloureuse et difficile qu'il se fit avec un très-mauvais couteau. Mais comment se rendre raison de la cause qui a mis en action la puissance musculaire, pour faire agir avec tant de force la main de cet infortuné, tandis que la sensibilité était presque nulle, et que ses facultés intellectuelles étaient dans un tel état d'aberration et de faiblesse, qu'il ne répondait aux questions qu'on lui faisait que par des monosyllabes tout-à-fait étrangers au sujet ? 1° Ce fait, et d'autres analogues qui seront rapportés dans la suite de ce Mémoire, me paraissent démontrer que les cordons nerveux qui produisent la sensibilité animale, et ceux qui servent à la locomotion, ont une origine distincte dans le cerveau ou dans ses prolongemens (ce qui rend probable les hypothèses que j'ai établies à l'occasion du télégraphe électrique du célèbre Sœmmerring, sur les nerfs de la vie animale) (1). 2° Les phénomènes secondaires qui se sont offerts chez ce jeune Suisse, avant et après sa blessure, viennent également appuyer les assertions émises par le docteur Gall sur le siége des organes qui servent aux facultés intellectuelles : cet anatomiste célèbre place ces organes dans les circonvolutions qui occupent la superficie de la moitié supérieure et antérieure des hémisphères du cerveau. Les individus atteints d'hydropisie des ventricules ou d'autres congestions spontanées qui exercent une compression excentrique sur un ou plusieurs points de la base du cerveau, de manière à produire des paralysies partielles ou générales dans les organes de la locomotion, sans que ceux de l'intellect soient altérés, fournissent aussi

(1) Voyez le Bulletin de la Société médicale d'émulation, tom. V.

des preuves en faveur de cette opinion. Pour fortifier ces réflexions, je vais continuer l'exposé du résultat de mes recherches sur les sujets qui ont été traités sous mes yeux.

Jean Humbert, soldat au 5e régiment d'infanterie de la garde, entra à l'hôpital au mois d'août 1820, pour une légère contusion à la poitrine, occasionnée par une chute. Il était à peine guéri de cette indisposition, qu'il manifesta fortement le désir d'aller dans son pays natal (l'une des vallées de la Franche-Comté); je lui fis expédier de suite une convalescence pour s'y rendre, en lui promettant de le faire partir aussitôt qu'elle seroit revenue du ministère de la guerre; je lui prescrivis en même temps un régime adoucissant et des bains de jambes: malgré tous ces soins, les accidens de la nostalgie se déclarèrent presque tout à coup, et se développèrent avec une extrême rapidité: le baromètre était monté, à la même époque, à 28 pouces et quelques lignes.

Les premiers symptômes qui se manifestèrent chez ce jeune soldat, furent des signes d'aberration mentale et des douleurs à la tête. Il parlait peu, ses idées étaient incohérentes, et il était, presque toute la nuit, dans un état de somnambulisme. Malgré la céphalalgie dont il s'était plaint d'abord, il n'accusait plus aucune douleur; néanmoins il portait habituellement la main sur le front, il était inquiet et dans un état continuel d'insomnie : ses extrémités étaient toujours froides, son pouls lent et irrégulier. Une chaleur contre nature se faisait sentir sur le vertex : les vaisseaux de la conjonctive étaient injectés, le regard incertain, les yeux larmoyans ; il ne mangeait point, et il éprouvait une très-grande répugnance à faire usage de boissons limpides, telle que l'eau pure, mais il buvait avec une sorte de plaisir les tisanes colorées et amères.

A cet état d'exaspération, succéda bientôt une sorte de collapsus général. Les forces locomotrices s'affaiblirent progressivement, de manière que le malade ne pouvait plus se lever de son lit ; ses fonctions sensitives perdirent aussi de leur activité dans les mêmes proportions ; enfin ce nostalgique tomba dans un état de léthargie ; il ne répondait nullement aux questions qu'on lui faisait, et sa sensibilité physique devint presque nulle. J'employai d'abord peu de moyens curatifs ; mais voyant que la maladie prenait un caractère fâcheux, je me décidai à lui faire ouvrir la veine jugulaire, et successivement l'artère temporale ; je fis appliquer les sinaspismes aux pieds, de la glace sur la tête, et des ventouses sèches et mouchetées aux hypocondres et sur le bas-ventre; des boissons mucilagineuses antispasmodiques, des lavemens émolliens anodins, des embrocations huileuses camphrées furent prescrites. Cette médication fut suivie d'un calme temporaire ; mais l'affection cérébrale se développa de nouveau, et fit des progrès tellement rapides, que le stimulus, porté par les nerfs pneumo-gastriques à l'estomac, aux poumons et sans doute au cœur, en fut anéanti; aussi les fonctions de ces organes furent-elles profondément altérées par une sorte d'affection paralytique ou de stupeur qui décida l'engorgement de leurs membranes, et tous les symptômes d'une phlegmasie propre à chacun de ces viscères.

Telle est ordinairement l'origine de l'angine pulmonaire, de la gastrite et de l'entérite, qui, selon les causes concomitantes, se développent avec plus ou moins de facilité; mais elles sont le résultat de la maladie du cerveau. Pour en revenir à mon sujet, le malade tomba dans un état d'ataxie complète, et mourut sans aucune apparence de douleurs, la nuit qui suivit le neuvième au dixième jour de l'invasion des premiers accidens.

L'autopsie cadavérique, qui fut faite vingt-quatre heures après la mort, me fit voir, comme chez le sujet de la première observation, tout le tube intestinal considérablement distendu par des gaz; les membranes muqueuses de l'estomac et des intestins injectées; le foie, d'une couleur brune, était considérablement engorgé, et dépassait le rebord des fosses côtes.

L'ouverture du crâne et du canal vertébral me fit découvrir une couenne albumineuse qui couvrait toute la périphérie des hémisphères du cerveau; elle s'était établie entre la dure-mère et la pie-mère; des points de suppuration jaunâtres pénétraient assez profondément dans les lobes antérieurs de cet organe, et une assez grande quantité de sérosité roussâtre remplissait les ventricules latéraux. Les substances qui composent l'encéphale, étaient épaissies, et les membranes spinales enflammées.

Un troisième sujet, qui périt de la même maladie et à la même époque dans les salles des fiévreux, présenta, avant et après sa mort, les mêmes phénomènes.

Le sujet de l'observation qui suit m'a offert, pendant sa maladie et après sa mort, des particularités remarquables. Cet homme, nommé D*****, soldat dans l'un des régimens de la garde royale, âgé de 23 ans, né dans le département du Nord (frontière de la Belgique), blond et d'une constitution lymphatique, entra dans les salles des blessés de l'hôpital du Gros-Caillou vers la fin du mois de février dernier, pour y être traité d'une douleur à l'épaule gauche, accompagnée de gêne et d'engourdissement dans le bras correspondant. Il manifestait une grande répugnance pour l'état militaire, et exprimait devant ses camarades, le désir de retourner dans son pays. A ces symptômes particuliers, se joignaient tous les signes d'un épuisement des forces morales et physiques, triste résultat de l'onanisme auquel ce jeune homme s'était, de son propre aveu, livré sans réserve. J'ordonnai l'application successive, sur les parties affectées, de ventouses scarifiées et de plusieurs moxas chinois, qui calmèrent les douleurs et rétablirent le mouvement du bras. Enfin, ce militaire se croyant guéri, sortit de l'hôpital et retourna à son régiment. J'eus néanmoins la précaution de le recommander à son chirurgien-major, pour son état moral autant que pour l'affection qui l'avait fait entrer à l'hôpital, et qui n'était point entièrement dissipée.

Il resta quelques jours dans cette situation; mais une nouvelle maladie se déclara, et le premier avril suivant, il fut reconduit à l'hôpital, et placé dans les salles des fiévreux. Il présentait tous les symptômes d'une affection cérébrale fébrile, et bien qu'il eût déjà perdu l'usage de la raison et de presque toutes les facultés sensitives, il donnait des signes non équivoques de nostalgie; car pendant le délire dont il était atteint, il ne cessait de parler de son pays (1). Les rubéfians furent appliqués aux pieds et aux

(1) On ignore quelles purent être les causes déterminantes de cette dernière maladie. Il est probable que le malade aura cherché à dissiper son chagrin et sa faiblesse, au moyen des liqueurs alcooliques dont tous les soldats font usage, surtout à Paris.

jambes, et tous les moyens indiqués en pareil cas furent employés. Au délire léger qui s'était d'abord manifesté, succéda bientôt un assoupissement léthargique, qui alla en augmentant jusqu'à l'époque de la mort : toutes les fonctions *animales* et *sensitives* s'anéantirent rapidement, et le malade tomba dans un état de prostration absolue. Ses membres étaient frappés de paralysie ; il avait les mains croisées sur le bas-ventre, et les yeux fermés : telle était sa position, lorsque je fus invité à l'aller voir dans la salle des fiévreux ; la maladie était à son sixième jour. Les interpellations, les percussions légères, les secousses ne purent le tirer de cette léthargie. Les paupières, écartées avec le doigt, laissaient apercevoir l'œil immobile, terne et sans vie ; les pupilles étaient dilatées, et les rayons du soleil, ainsi que de légères frictions pratiquées sur les paupières, n'y déterminaient aucun mouvement. Désirant reconnaître l'état de la sensibilité animale, que j'avais lieu de croire totalement éteinte, j'appliquai des mèches d'étoupe allumées sur diverses parties du corps ; ces brûlures répétées ne produisirent aucune sensation chez D*****, et je n'aperçus point le plus léger mouvement dans aucune des parties brûlées : les battemens du cœur, et le pouls qui était vermiculaire et à peine sensible, n'éprouvèrent aucun changement.

Dans l'intention de donner une vive excitation au plexus solaire, je plaçai des ventouses sèches sur l'épigastre. A ma grande surprise, elles produisirent des mouvemens simultanés d'élévation dans les paupières supérieures, de contraction dans les iris, de circumduction dans le globe des yeux. Je fis répéter ces mouvemens à volonté, et à plusieurs reprises, par le même moyen; je n'en fus pas moins convaincu que la conscience du sujet ne pouvait plus apprécier aucune de ces sensations, et qu'il ne voyait pas; car il ne donna pas le moindre signe de douleur pendant l'application de l'étoupe brûlée, ou des ventouses fortement chauffées avec l'esprit de vin enflammé : cette même application sur les membres ne produisit aucun phénomène apparent; tandis que, mise une seconde fois en usage sur l'épigastre, elle détermina, surtout dans les iris, une contraction sensible. Cet état subsista même après la mort; car à l'examen du cadavre, les pupilles étaient encore contractées.

Enfin, après quelque temps d'une existence purement végétative et d'un état presque complet d'anéantissement, le dernier souffle de vie, qui s'était retranché dans la vie intérieure, s'exhala, et le malade mourut le septième jour de l'invasion de la maladie. Trente-six heures après la mort, je procédai à l'autopsie cadavérique, en commençant par les cavités splanchniques. Je trouvai, dans l'abdomen, la tunique séreuse des intestins grèles, notamment celles de l'iléon dans un état d'engorgement inflammatoire chronique; on y remarquait des petites granulations blanchâtres et des points d'adhérence entre les circonvolutions intestinales; la membrane muqueuse du canal digestif était blanche dans toute son étendue; la vessie était remplie d'une urine d'un rouge foncé; le foie et la rate étaient gorgés de sang noir et liquide.

Les poumons étaient sains; les deux feuillets de la plèvre étaient attachés l'un à l'autre par des brides membraneuses d'ancienne formation : le cœur et ses dépendances étaient dans l'état naturel.

La calotte du crâne sciée et enlevée, me parut offrir, relativement aux proportions du sujet, une excavation extraordinaire et contre nature. Les digitations et les sillons qu'on y remarque ordinairement, étaient entièrement effacés, et les os de cette partie, comme de toute la boîte de l'encéphale, étaient très-amincis. La dure-mère n'offrait rien de pathologique ; mais, après l'avoir incisée et coupée dans ses replis, je trouvai l'arachnoïde enflammée et parsemée de plaques albumineuses purulentes, dont quelques-unes pénétraient à travers la pie-mère jusqu'au cerveau ; elles existaient notamment sur les bords internes des hémisphères, et à toute la surface supérieure des lobes antérieurs. Un foyer purulent était établi à la base du lobe gauche du cervelet, qui était d'un sixième plus volumineux que le droit. Une assez grande quantité de sérosité remplissait les ventricules latéraux. et s'étendait jusques dans le canal vertébral. Toute la masse du cerveau était dans un état d'expansion et de densité beaucoup plus prononcée qu'on ne l'observe ordinairement dans les inflammations de cet organe. L'expansion de l'encéphale était portée à un tel point, que, par sa périphérie, il faisait saillie dans toutes les cavités du crâne, tandis qu'il était déprimé dans les endroits proéminens de cette boîte osseuse. Ainsi, par exemple, les extrémités antérieures des deux hémisphères étaient aplaties et déprimées sur les éminences formées par les orbites, de manière à présenter une échancrure d'une profondeur et d'une forme relative à ces éminences osseuses, tandis que les bords internes de ces deux lobes s'enfonçaient dans les deux fossettes éthmoïdales, séparées par l'apophyse crista-galli.

Cette autopsie fournit la preuve incontestable que, dans la nostalgie, comme dans l'exaltation de toutes les passions tristes de l'âme, le cerveau éprouve réellement, comme je l'ai déjà dit dans le cours de ce Mémoire, une véritable expansion ou exubérance excentrique, résultat de l'érectilité de ses substances, et occasionnée par l'onanisme, et généralement par toutes les causes d'excitation (1). Ce n'est donc pas sans raison

(1) On observe un phénomène semblable dans les hernies du cerveau, qui se forment quelquefois à travers les trous pratiqués sur le crâne dans l'opération du trépan. C'est ce qu'on pourrait appeler, dans le premier cas, *cérébrite aiguë spontanée*, et, dans le second, *cé-ébrite accidentelle*. Cette affection est analogue à l'entérite qui se déclare dans la portion d'intestin étranglé dans les cas de hernie.

que les personnes atteintes de cette sorte d'affection, disent que leur crâne est prêt à se fendre.

Je crois avoir sauvé plusieurs nostalgiques par l'emploi des moyens indiqués plus haut, et administrés avec les modifications relatives à l'idiosyncrasie des sujets, aux périodes de la maladie, etc. L'exercice continu, et surtout le prompt départ des malades pour le pays qu'ils désiraient voir, ont contribué beaucoup à leur guérison. Un professeur de Montpellier, Vigarous, guérissait tous les Anglais qui allaient le consulter pour le *spleen*, en leur faisant faire de longues courses non interrompues, à pied, à cheval ou en poste, selon le degré de leur opulence. Il y joignait quelques boissons innocentes, diversement colorées, qu'il leur prescrivait comme des remèdes composés et d'un grand prix. Les voyages aux sources d'eaux minérales entourées de sites pittoresques, ont été conseillés par les médecins de l'antiquité, comme par ceux de nos jours, pour dissiper la mélancolie et prévenir la nostalgie.

L'idiosyncrasie lymphatique dont il a été parlé, le séjour inaccoutumé dans les climats froids et humides, l'esclavage ou l'emprisonnement (1), l'oisiveté, l'abus des femmes ou l'onanisme, sont en général les causes de la nostalgie, et de toutes les autres espèces de vésanies mélancoliques dont les effets se concentrent spécialement dans le cerveau : les époques de l'ascension subite du baromètre nous ont paru les plus propres au développement de ces maladies. Il faut donc, pour prévenir ce genre d'affection cérébrale, surtout chez les militaires qui arrivent à leur corps, ne laisser aux individus qui y sont prédisposés, que le repos nécessaire pour réparer leurs forces épuisées pendant le jour; varier leurs occupations, en faisant tourner à leur profit comme à celui de la société, leurs travaux et leurs récréations. Ainsi, après les exercices militaires accoutumés, il est à désirer qu'on les assujettisse, à des heures réglées, à des jeux gymnastiques et à un mode d'instruction utile. C'est en cela surtout que l'enseignement mutuel établi

---

(1) C'est surtout dans les prisons que la nostalgie, et tant d'autres maladies de l'esprit, prennent leur source. On devrait assujettir (comme cela se pratique aux Etats-Unis) tous les prisonniers à un mode de travail quelconque, dont on les récompenserait. On aurait le double avantage de perfectionner leurs mœurs et de prévenir une oisiveté funeste.

dans les troupes de ligne, est avantageux aux militaires et à l'Etat. La musique guerrière, qu'on peut faire faire pendant les repas ou aux heures de récréation, contribuerait, pour beaucoup, à égayer l'esprit du soldat, et à en détourner les réflexions tristes et sinistres que produisent souvent les causes que j'ai retracées plus haut. C'est par ces précautions, et l'application de ces préceptes d'hygiène, que j'ai eu le bonheur de préserver de la nostalgie et de toute maladie grave, l'équipage de notre frégate, dans la campagne pénible que j'ai faite dans les mers du nord, en 1787 et 1788, puisque dans cette campagne nous ne perdîmes qu'un seul homme par l'effet d'un naufrage (*Voy.* le premier volume de mes Campagnes). C'est à la sollicitude paternelle des chefs de corps éclairés par les lumières des chirurgiens-majors qu'appartient l'exécution des mesures indiquées ci-dessus pour prévenir la nostalgie, maladie d'autant plus grave qu'elle est insidieuse. Enfin, si les autorités ne mettent pas à contribution les talens et l'expérience des médecins, pour prévenir l'invasion de ces affections, il est du devoir de ceux-ci de ne rien négliger pour en arrêter les progrès, lorsqu'elles se déclarent, en dissiper les effets, et conduire les malades à la guérison.

Dans cette intention, et dans le cas où la nostalgie s'est déclarée chez un individu, je vais indiquer par ordre le mode de traitement qui m'a paru le plus avantageux, et les effets que j'en ai obtenus.

Dans la première période, qui est celle de la pyrexie, il faut désemplir les vaisseaux de la tète par des saignées directes et dérivatives; condenser graduellement les fluide de cette partie par des ablutions, sur le vertex, d'eau froide ou à la glace selon l'indication; opérer une dérivation vers les parties déclives, et favoriser le développement des fonctions des organes de la vie intérieure, au moyen de demi-bains émolliens, à la température de 25 à 26 degrés; de ventouses appliquées sur les hypocondres, sur l'épigastre et les régions dorsales, et suivies d'embrocations oléagineuses camphrées. On y joindra des boissons délayantes et antispasmodiques. Le gymnase, la musique et un exercice presque habituel, ne doivent pas être négligés.

Lorsque l'affection arrivera à la deuxième

période, qui est celle du collapsus, il faut soutenir les forces du malade par de légers stomachiques. On fera des frictions sèches alkalines sur toute l'habitude du corps. On appliquera des moxas ou de légers cautères autour de la base du crâne, et successivement, des vésicatoires volans sur la tête et à l'épigastre. Le malade sera mis à l'usage des infusions théiformes de quinquina, de cascarille et de cannelle. Il faudra le faire changer de climat, et toujours, autant que possible, faire quitter les lieux humides et froids pour les pays chauds et aérés, habités par des peuples libres.

Dans la troisième période, l'art a peu de ressources, à moins que la nature seule ne puisse opérer des crises salutaires. On doit, pendant tout le cours de cette dangereuse maladie, conduire les nostalgiques avec beaucoup de douceur et d'aménité.

Pour étayer ces propositions et les rendre plus intelligibles, je vais rapporter le précis des observations de quelques sujets que j'ai traités avec succès.

Le premier, nommé *Jean Barbier*, âgé de 25 ans, du 1er régiment de cuirassiers de la garde royale, après avoir reçu une légère contusion à la tête, présenta tous les symptômes de la nostalgie, peu de jours après son entrée à l'hôpital (c'était au milieu du mois de janvier dernier, au moment où le baromètre était monté tout-à-coup de 27 pouces 2 lignes à 28 pouces et quelques lignes). Le désir que ce militaire éprouvait depuis long-temps, d'après ce que j'appris de ses camarades, de retourner dans son pays natal, joint à la percussion qu'il avait reçue à la tête, pouvaient être considérées comme les causes occasionnelles de la maladie. Ces symptômes s'aggravèrent rapidement, et le malade fut en danger pendant plusieurs jours : cependant, ils s'apaisèrent insensiblement sous l'influence du traitement que je viens de tracer, et en moins de trois semaines, le malade se trouva guéri et en état de reprendre son service ; il ne voulut même pas faire usage d'une convalescence que je lui avais fait donner. La saignée à la jugulaire, les ventouses mouchetées sur le dos, la glace sur la tête, et quelques moxas aux côtés de la nuque, m'ont paru être, dans le traitement de ce malade, les moyens qui l'ont conduit à la guérison.

Le deuxième, *Barbet (Théophile)*, âgé de 23 ans, fut envoyé à l'hôpital le 8 janvier de la même année, pour une chute qu'il avait faite peu de jours auparavant. Dès le lendemain de son entrée, il donna des signes de nostalgie. Ses camarades me rendirent compte que ce jeune militaire avait couru toute la nuit d'une salle à l'autre, en parlant toujours de son pays et de ses parens. En effet, je découvris chez ce sujet tous les symptômes d'une affection cérébrale commençante, accompagnée d'aberration de l'esprit et de troubles dans les fonctions sensitives. D'ailleurs l'action musculaire et les fonctions digestives n'étaient pas encore affaiblies. J'employai peu de moyens pendant les deux ou trois premiers jours : j'étais persuadé qu'une convalescence, que je lui avais promise, le calmerait; mais les accidens s'aggravèrent de nouveau; et ce jeune soldat, après avoir couru une partie de la nuit dans plusieurs salles, franchit les murailles du jardin de l'hôpital, et disparut. Il cherchait à se mettre en route pour son pays, lorsqu'il fut rencontré par des soldats de son régiment, qui le ramenèrent à l'hôpital, le 15 janvier, à l'heure de ma visite. Il était inquiet et agité; un point de chaleur contre nature se manifestait sur la tête, ses yeux étaient injectés; le pouls était vibrant, et donnait à peine 50 pulsations par minute. Il ne répondait aux questions qu'on lui faisait, que par des monosyllabes qui n'avaient souvent aucun rapport avec l'objet de la question. Il ne manifestait aucun besoin de boire et de manger; il ne se plaignait d'aucune douleur. Il se laissa faire une saignée à la jugulaire, que j'avais prescrite sur-le-champ, sans manifester la moindre impression douloureuse. A cette saignée, je fis succéder immédiatement l'application des ventouses dans les régions indiquées, celle de la glace sur la tête pendant que le malade était plongé dans un demi-bain à la température de 25 degrés. Enfin, je le mis à l'usage du bouillon de poulet et des boissons rafraîchissantes mucilagineuses.

Tous les accidens s'apaisèrent assez vite sous l'influence de ce traitement, et je le crus dans un état de convalescence assez bien établie, pour l'envoyer chez lui avec un congé ministériel, que j'attendais d'un jour à l'autre, lorsque, dans la nuit du 21 au 22 du même mois, le baromètre étant monté à 28 pouces 8 lignes, de nouveaux accidens survinrent, et, pour la deuxième fois, après avoir fait, pendant la nuit, plusieurs courses dans l'hôpital avec des signes de somnambulisme, il franchit de nouveau les murs du jardin, et prit la fuite. J'ai appris depuis que ce militaire s'est rendu dans ses foyers, où il trouvera sans doute sa guérison.

§. II.

J'avais remarqué depuis long-temps chez un grand nombre de sujets, que les lésions ou les altérations des parties du cerveau qui correspondent à la base de cet organe ou aux ventricules, étaient suivies de l'affaiblissement ou de la perte des facultés sensitives de la locomotion, et d'une très-grande gêne dans les fonctions de la respiration, tandis que les facultés intellectuelles restaient intactes.

Les hydropisies des ventricules du cerveau à des degrés différens, des abcès profonds, ou des épanchemens établis dans le crâne vers la base de cet organe, produisent ces résultats. L'on en trouve des exemples dans la relation générale de mes Campagnes. Je me bornerai donc à citer quelques faits intéressans, qui confirment sans doute la vérité de ces assertions.

Je commencerai par ce jeune soldat du 61e régiment de ligne, nommé *Cros*, qui eut la tête traversée du front à l'occiput, à une distance de deux pas, par une baguette de fusil lancée, par un de ses camarades, au moyen de cette arme, dans un jeu d'exercice qu'ils faisaient ensemble. Le blessé ne perdit point connaissance, et conserva, jusqu'au moment où il fut trépané, l'intégrité de ses facultés intellectuelles. La baguette avait parcouru toute la ligne mitoyenne de la base du crâne sous l'hémisphère droit du cerveau, sans qu'il eût été entamé; en sorte que la superficie de cet organe était restée intacte (1).

Je rapporte dans le quatrième volume du même ouvrage, page 207, l'observation non moins remarquable d'un jeune grenadier de l'ex-garde, nommé *Barbin*, qui a survécu

---

(1) *Voyez* le troisième volume de mes Campagnes, et le crâne de ce sujet déposé au Muséum anatomique de l'Ecole de Médecine.

à une blessure analogue. Ce militaire, marchant avec l'armée sur Moscou, fut renversé par terre dans un des combats que son corps eut à soutenir dans cette marche, et reçut, des mains d'un cosaque, un coup de lance à la partie postérieure de la tête vers le centre de la suture lambdoïde. Le fer de l'arme pénétra dans le lobe postérieur de l'hémisphère gauche du cerveau, à deux pouces et demi de profondeur, et sans doute, jusqu'au centre ovale de Vieussens. Le blessé fut laissé pour mort sur le champ de bataille; cependant il fut relevé quelques heures après, et transporté dans la ville voisine, où il reçut tous les secours que nécessitait son état. Il passa par une série d'accidens extrêmement graves, que j'ai décrits dans l'observation qui est rapportée dans le volume que j'ai cité plus haut; néanmoins, il fut rappelé à la vie, conduit à la guérison, et ramené en France. Lorsque je présentai ce militaire à la Société de Médecine de l'Ecole et à la Société Philomathique, il offrait, au point indiqué, une cicatrice de 10 lignes de profondeur et de 15 à 18 de longueur, avec perte totale de la voix, affection paralytique des membres supérieurs, du larynx, du pharynx, de l'œsophage, et de l'estomac, et faiblesse notable de l'organe de la vue; les facultés intellectuelles au contraire, qui avaient été d'abord suspendues, s'exécutaient avec une présion remarquable : car ce sujet répondait par écrit, et avec justesse, à toutes les questions qu'on lui faisait. Ce fait est encore, à mon avis, une preuve bien évidente que les organes de l'induction résident, comme le prétend le docteur Gall, dans la périphérie de la moitié antérieure et supérieure du cerveau, au degré d'élévation de laquelle l'épanchement considérable qui dût nécessairement avoir lieu à l'instant de la blessure, dans l'intérieur de cet organe, ne put s'étendre; cette portion de l'encéphale resta donc saine, tandis que les nerfs de la moelle allongée, ayant été lésés et comprimés, perdirent promptement les propriétés conductrices du stimulus vital, et laissèrent tomber les organes que j'ai désignés, dans un état de paralysie.

J'ajouterai à ces deux faits le précis d'une troisième observation de plaie de tète, qui fait connaître également l'isolement de certaines facultés cérébrales et les signes qui caractérisent leurs lésions. Le sujet de cette observation est M. *Derampan (Edouard)*, ex-officier de cavalerie, âgé d'environ 26 ans, qui, en faisant des armes, le 2 mars 1817, fut frappé d'un coup de fleuret (dont la pointe s'était rompue sur son plastron) à la partie moyenne de la région canine gauche, près de l'aile du nez, dans une direction oblique de bas en haut, et un peu de dehors en dedans. L'instrument pénétra à la profondeur de trois pouces et demi à travers la fosse nasale gauche, traversa, sans doute, la lame criblée de l'ethmoïde, près de l'insertion de la grande faux de la dure-mère, et parut être entrée verticalement et obliquement d'avant en arrière, à la profondeur de 8 à 9 lignes, dans la partie interne postérieure du lobe antérieur gauche du cerveau, de manière à se rapprocher de la partie antérieure du corps calleux.

A l'instant de la blessure, une hémorragie très-forte se manifesta, et il se forma probablement un épanchement sanguin relatif dans l'intérieur du crâne. Un moment après, le blessé tomba en syncope, et perdit dès-lors totalement l'usage de ses sens, dont l'exercice ne se reproduisit que d'une manière graduée et imparfaite, et avec des particularités remarquables. La vue se rétablit en peu de jours dans l'œil droit, tandis que le gauche en fut privé pendant plus d'un mois ; peu à peu elle se rétablit entièrement dans l'un et dans l'autre; mais le malade fut affecté de diplopie. L'odorat, après avoir été aboli totalement, se développa de nouveau, au bout d'un certain temps, dans la narine droite ; et le malade distinguait fort bien de ce même côté, les liqueurs alcoholiques odorantes des liquides inodores; cependant la perception des odeurs était encore moins active que du côté gauche. Le sens du goût fut également altéré, mais de telle manière que la moitié droite de la langue percevait très-bien les saveurs, tandis que le côté gauche était privé de cette faculté: cet organe était porté à droite, par opposition à l'hémiplégie qui existait du côté droit, et la commissure des lèvres était entraînée à gauche. L'ouïe, abolie d'abord dans l'oreille du côté de la blessure, se rétablit par la suite. Tout le côté droit, frappé de paralysie, reprit insensiblement la plus grande partie de ses mouvemens.

La mémoire des noms substantifs qui ont de l'analogie avec les noms propres, fut totalement éteinte ; tandis que la mémoire des images et de tout ce qui est susceptible de description, resta dans l'intégrité la plus parfaite. Ainsi, par exemple, le malade se rappelait très-bien la personne et les traits de M. Larrey, de qui il avait reçu plusieurs fois des soins pour diverses maladies et blessures ; il le connaissait beaucoup, il le voyait toujours sous ses yeux (expression du malade) ; mais il n'a jamais pu se rappeler son nom, au point qu'il le distinguait par celui de M. *Chose*. Il avait également oublié les noms de ses proches et de ses amis. Il ne pouvait aucunement se ressouvenir des noms des diverses pièces qui composent la batterie d'un fusil, et pourtant il en faisait très-bien la description.

L'aberration mentale qui avait existé chez cet officier dans le premier temps, avait cessé ; mais tout ce qui avait rapport à son amour-propre , à ses succès militaires, le jetait encore dans un état d'aliénation et de mélancolie profonde ; tandis que les conversations qui avaient rapport à sa famille, à ses proches ou à ses amis, lui rendaient le libre exercice de ses facultés intellectuelles.

Le sujet de l'observation suivante est celui qui, sous le rapport de l'isolement des organes cérébraux et du caractère distinctif que la lésion de chacun de ces organes peut offrir, a présenté les anomalies les plus singulières et les phénomènes les plus curieux.

Lecœur, fusilier au 2e régiment d'infanterie de la garde royale, âgé de 22 ans, d'une constitution robuste et d'un caractère fort gai, fut frappé violemment à l'œil droit, le 19 novembre 1820, en faisant des armes avec l'un de ses camarades, d'un coup de fleuret, dont le bouton se brisa dans les mailles de son masque. La pointe du tronçon, reste de cette arme, perça la paupière supérieure au-dessous du sourcil et au côté interne de l'orbite, pénétra profondément dans le crâne, en se dirigeant obliquement de droite à gauche et d'avant en arrière, de manière que cet instrument me parut avoir percé la suture mince qui unit l'os *planum* de l'ethmoïde à l'os frontal vers le trou orbitaire interne; ensuite il me sembla avoir passé derrière ou dans l'épaisseur de la pointe de la faux, premier repli de la dure-mère, au-devant de la selle turcique, en effleurant sans doute le côté interne du nerf optique droit. Enfin, cette pointe dut parvenir sous le lobe antérieur de l'hémisphère gauche du cerveau, qui fut nécessairement lésé. Dans ce trajet, cette tige grêle du fleuret dut déchirer plusieurs vaisseaux, et déterminer immédiatement un épanchement plus ou moins considérable sous l'hémisphère gauche, vers la scissure de Sylvius, dans la fosse antérieure et correspondante du crâne, et peut-être plus loin. La petite plaie qui s'observait dans le pli de la paupière, était entourée d'une ecchymose qui s'étendait à toute la région orbitaire ; il y avait boursoufflement des deux paupières. Le blessé ne tomba point sous le coup, et ne perdit pas même connaissance ; mais il fut saisi tout-à-coup de douleurs vives à la tête, surtout au côté du front opposé à la blessure, et d'un engourdissement douloureux dans toute la moitié droite du corps, accompagnés de légers mouvemens convulsifs à la face. Ce militaire, qui paraît ne pas avoir perdu un seul instant la raison, se fit conduire à la caserne, et il ne fut transporté à l'hôpital de la garde que le lendemain matin. J'étais en ce moment occupé à faire ma visite, en sorte que je fus à même de lui administrer de suite les secours que son état alarmant réclamait.

La paralysie s'était déjà manifestée dans tout le côté droit de l'individu, mais le membre pectoral surtout était entièrement privé de toute espèce de mouvement, tandis que la sensibilité animale était conservée (et exaltée même par la suite). La pointe de la langue, projetée hors de la bouche, était dirigée à droite dans le sens inverse à l'hémiplégie. Cette circonstance me fit croire à un épanchement de sang qui, s'était étendu jusqu'aux points les plus déclives de la cavité du crâne. Je crois d'ailleurs avoir donné dans un article de mes Mémoires et Campagnes, l'explication de la cause de cette différence. Le pouls était plein et lent, à peine donnait-il 45 ou 46 pulsations par minute; la respiration et la déglutition étaient pénibles et difficiles, il pouvait à peine articuler quelques mots; cependant il ne put me faire comprendre ce qu'il me dit sur la cause de son accident.

Après avoir fait coucher ce blessé, mon premier soin fut de débrider la petite plaie de la paupière, et d'en explorer, autant que possible, toute l'étendue. Un stylet, conduit avec précaution dans le fond de cette plaie, me fit découvrir, dans le point mitoyen et postérieur de la paroi interne de l'orbite, une perforation qui me parut se diriger, dans la direction que j'ai déjà indiquée, vers la fosse ethmoïdale de la cavité du crâne; mais d'après mes préceptes, je n'ai pas voulu pénétrer dans cette ouverture; il me suffisait de savoir qu'elle pénétrait dans le crâne, pour établir mon prognostic, et me diriger dans le mode de traitement que cette blessure indiquait.

Après cette petite opération, je pratiquai une forte saignée à l'artère temporale droite, et je fis appliquer plusieurs ventouses scarifiées à la nuque, entre les épaules et les hypochondres; les pieds, les jambes furent couverts de cataplasmes de farine de moutarde, arrosés avec du fort vinaigre camphré: une vessie pleine de glace pilée fut entretenue sur sa tête pendant toute la période inflammatoire. Le blessé fut mis à l'usage des boissons rafraîchissantes mucilagineuses et à la glace. Dans la soirée, on pratiqua une forte saignée du bras; des lavemens purgatifs furent administrés, et une embrocation d'huile camphrée fut faite sur le bas-ventre.

La nuit fut assez orageuse, et le blessé fut très-agité; il se plaignait toujours de douleurs vives et continues à la tête, ainsi que d'une pesanteur incommode qui l'obligeait à rester dans la même position. Au moindre mouvement, il éprouvait des vertiges, et était menacé de syncope. Il indiquait toujours le côté gauche du front comme étant le siége de la douleur, tandis que la blessure ne lui faisait aucun mal. La vue de l'œil gauche était intacte; mais celle de l'œil droit avait éprouvé une altération particulière que je ferai connaître plus tard. A ces symptômes se joignait une rétention d'urine, qui me força à faire usage, pendant les quatre ou cinq premiers jours, de la sonde de gomme élastique. A ma visite du 23, la céphalalgie et les symptômes de la compression du cerveau étant augmentée, je fis faire une large saignés à la veine jugulaire gauche; de nouvelles ventouses scarifiées furent appliquées à la nuque et entre les épaules; l'application de la glace sur la tète et des cataplasmes de moutarde aux jambes, fut continuée. J'insistai aussi sur l'usage des délayans laxatifs, et je prescrivis de plus une potion antispasmodique avec addition d'une dose assez forte d'acétate d'ammoniaque, remède préconisé dans ce dernier temps contre les affections cérébrales. La paralysie des organes du mouvement du côté droit de la face et du bras, était parvenue au dernier degré; mais la rétention d'urine cessa, et des évacuations alvines abondantes, succédèrent à une constipation opiniâtre qui avait eu lieu pendant les quatre ou cinq premiers jours. Je substituai alors aux délayans les boissons mucilagineuses édulcorées, et le bouillon de poulet. Le septième jour de la maladie, je fis remplacer la glace par un large vésicatoire, qui couvrit toute la surface supérieure et latérale de la tête; plusieurs ventouses furent aussi appliquées sur l'hypocondre droit et sur la région de l'estomac, et je fis succéder à cette application des embrocations d'huile de camomille camphrée.

Dès le neuvième jour, les douleurs de tête, l'assoupissement, les vertiges se dissipèrent, la parole devint plus facile : le danger imminent dans lequel le blessé avait été jusques alors, disparut; mais l'hémiplégie persista; les facultés intellectuelles étaient toujours intactes. Le malade répondait (non sans difficulté sous le rapport du mécanisme) avec justesse et précision aux questions qu'on lui faisait, et répliquait souvent pour les assistans dont il suivait la conversation.

J'ai déjà dit que la vue de l'œil du côté droit, présentait une particularité remarquable : le blessé ne voyait en effet de cet œil que la moitié perpendiculaire des objets qui se trouvaient devant lui, c'est-à-dire dans l'axe de la pupille qui recevait leur cône visuel. Lorsqu'ils s'écartaient de cet axe, en dedans du côté du nez, ils se découvraient successivement, et le malade les voyait en entier; s'ils s'éloignaient, au contraire, en dehors vers la tempe, et que la tête du malade restât immobile, le corps disparaissait aussi successivement en entier, bien qu'une partie du cône des rayons qui transmettaient cette image, pénétrât encore par la pupille dans le fond de l'œil; car cette ouverture, ainsi que la membrane qui la forme, n'avaient éprouvé aucune altération; ses mouvemens se faisaient avec la même précision que ceux de l'œil gauche. Ce phénomène singulier, pour lequel j'ai spécialement présenté le sujet à la Société de Médecine de la Faculté, dans la 1ere séance de février, semble prouver, 1° que la rétine est une expansion du nerf optique, puisqu'aucune partie de l'œil n'a été lésée par le fleuret, et ne paraît avoir touché que le côté interne de ce nerf, à son passage dans le crâne, au-devant de la selle turcique (1). 2° Que les organes de nature différente ont non seulement des propriétés distinctes, mais que ces mêmes organes peuvent éprouver des altérations partielles dans leurs fonctions. 3° Il prouve encore que les filets qui composent les troncs nerveux en rapport avec l'encéphale, ont une origine distincte, et en reçoivent un stimulus particulier et relatif aux fonctions auxquelles ces filets élémentaires président. (*Bull. de la Soc. méd. déjà cité*).

Un phénomène non moins singulier s'est offert chez cet individu : malgré l'exactitude de ses raisonnemens et la juste combinaison de ses idées (il n'a cessé de jouer aux cartes avec ses camarades, de manière à les gagner), il avait totalement perdu la faculté

(1) On a reconnu plus tard qu'au lieu du tronc de ce nerf, c'était sa racine qui avait été lésée par la pointe du fleuret.

de se rappeler les noms substantifs. Il ne put en effet me dire le nom d'aucun de ses parens ni d'aucun de ses amis ; il oublia même ses prénoms, et quoiqu'il me vit tous les jours, il ne put jamais se ressouvenir du mien. J'avais déjà observé cette anomalie particulière de l'aberration des facultés de l'intellect chez plusieurs autres blessés, et notamment chez le sujet de l'observation précédente ; mais il serait curieux de savoir si l'ulcère qu'on a trouvé dans le cerveau du célèbre Broussonnet, qui avait également perdu, vers la fin de sa carrière, cette faculté de se rappeler les noms des individus ou des objets, avait son siége dans la même portion de cet organe que la lésion, que je crus devoir exister chez Lecœur et chez M. Derampan. Je laisse au docteur Gall et aux médecins qui ont été à même de faire l'autopsie du corps de ce médecin célèbre, la liberté d'en tirer les conséquences convenables pour le perfectionnement de la physiologie.

Le 19e jour, le blessé se trouva soulagé, et il me donna les plus grandes espérances de guérison. Trois vésicatoires que j'appliquai successivement sur la tête, me parurent produire d'excellens effets. A ces applications, je fis succéder celle de plusieurs moxas derrière l'oreille, du même côté et sur le trajet des principales branches du nerf facial du côté paralysé ; les douleurs de tête et les autres symptômes de l'affection cérébrale disparurent entièrement, et les fonctions se rétablirent également dans les mêmes proportions. Je lui permis alors l'usage des alimens légers et de l'eau rougie avec du bon vin. Malgré cet état d'amélioration sensible, ce militaire se désolait de sé voir perclus du bras et de la jambe; cependant, j'avais lieu de le rassurer. En effet, à la première application du moxa, faite sur les paires cervicales antérieures du côté paralysé, il y eut des mouvemens de contraction très-forts dans la jambe et le bras, et je les faisais reparaître à volonté sous l'influence de ce caustique. Ce phénomène causa une grande surprise aux assistans, et fit verser au malade des larmes de joie et d'attendrissement. Les mouvemens de la jambe se rétablirent assez promptement, pour que ce jeune militaire pût, dès le 31e jour, marcher, aidé par un infirmier. Les fonctions des muscles de la face se rétablirent également assez vite, quoique graduellement. Les mouvemens du bras se développèrent plus lentement; cependant j'espérais les rétablir en entier, par la continuation des mêmes topiques excitans.

Le blessé allait très-bien, et commençait à se promener dans les cours de l'hôpital, et même en ville, puisqu'il se rendit à pied à la séance de la Société de Médecine, à laquelle il fut présenté le 8 février dernier. Ses fonctions intérieures se faisaient d'ailleurs parfaitement, lorsqu'il fut saisi presque tout à coup d'un diabétès, caractérisé par l'abondance de l'urine, sa limpidité, son goût sucré, par la soif inextinguible, et par la suppression de la transpiration cutanée. L'analyse de cette urine, faite par M. le docteur Duponchel, pharmacien de l'hôpital, a prouvé qu'il existait dans cette liqueur une assez grande quantité de principe sucré. Je pense que ce nouvel accident, qui a de nouveau affaibli ce malade, fut produit en grande partie par l'esprit de Mindérerus que j'ai administré à plusieurs gros dans une potion appropriée, et pendant assez long-temps : je suivis en cela l'opinion des médecins, qui le recommandent à une forte dose; or il n'existe point de diurétique plus puissant : et il n'est pas douteux que cette substance n'ait irrité outre mesure les organes sécréteurs de l'urine et les membranes muqueuses de tous les viscères de la digestion. Cet exemple justifie le précepte des Anciens, qui recommandaient de n'administrer ce remède qu'à petite dose, un scrupule au plus : il prouve également, ainsi que j'avais eu occasion de le remarquer dans d'autres cas, que la cause immédiate du diabétès consiste essentiellement dans une sorte de phlegmasie des reins et des viscères, qui sont dans un rapport sympathique plus ou moins intime avec ces organes. D'après ces idées, que je transmis à mon ancien ami et confrère M. Lafond-Gouzy, de Toulouse, dans une lettre écrite en janvier 1820, je me suis empressé de prescrire au malade les mucilagineux rafraîchissans et à la glace, les frictions sèches, alkalines, sur toute l'habitude du corps, l'application des ventouses sèches et mouchetées sur les régions lombaires; et j'aurais successivement appliqué le moxa sur ces régions, si la maladie n'avait cédé à l'emploi des premiers moyens. Dès le 7e jour, tous symptômes de diabétès disparurent entièrement; les ventouses surtout me parurent être les moyens les plus efficaces. Enfin, ce malade rentra encore dans un état satisfaisant; il mangeait, buvait et dormait bien. J'attendais le retour de la belle saison pour appliquer de nouveaux moxas sur le membre pectoral droit, dont les mouvemens ne s'exécutaient encore que très-imparfaitement, tandis que la sensibilité de ce membre s'était, au contraire, exaltée. Enfin, à cette affection paralytique près, déjà très-améliorée, ce militaire marchait graduellement à la guérison, à laquelle M. Hénot, l'un de nos chirurgiens sous-aides les plus distingués, chargé du soin particulier de ce malade, avait beaucoup contribué par son zèle et son assiduité.

Ce militaire attendait avec impatience un congé de convalescence que je lui avais promis, pour se rendre dans ses foyers, où il désirait vivement aller; lorsque, le dimanche 18 février, il fut informé par une lettre de son frère, qu'on eut l'imprudence de lui remettre, qu'une femme avec laquelle il avait eu des rapports intimes, lui avait gardé une somme considérable, que son frère lui avait envoyée pour faire sa route. Cette nouvelle lui fit une si vive impression, qu'il éprouva une indigestion violente, à la suite du repas qu'il venait de faire ; il fut pris tout à coup de maux de tête, de coliques, de vomissemens répétés ; il perdit l'usage de la parole et de toutes les fonctions animales et sensitives, et tomba dans un état de stupeur et d'engourdissement général, accompagné de frissons, de légers mouvemens convulsifs aux membres inférieurs, qui furent frappés, 24 heures après, d'un froid glacial, que la chaleur artificielle ne put dissiper. A ma visite du lundi matin, je trouvai le malade dans l'état que je viens de tracer ; je m'empressai de faire couvrir toute la surface supérieure du crâne d'un large vésicatoire saupoudré de mouches cantharides et de camphre à parties égales ; je prescrivis des lavemens délayans, quelques médicamens antispasmodiques, et l'application de flanelles brûlantes sur toute l'habitude du corps ; mais le mal fit des progrès rapides, et la paralysie frappa tous les organes des sens et de la locomotion. Les déjections de l'urine et des matières alvines se firent involontairement, et l'on peut dire que toute la vie de relation fut éteinte dès le mardi 20 ; car toutes ses fonctions furent complétement anéanties, tandis que le cœur et le pouls battaient encore : les fonctions de la vie intérieure, quoique très-faibles, se conservèrent jusques dans la nuit du 21 au 22 février, époque à laquelle expira cet intéressant militaire. C'était le troisième mois révolu depuis son accident.

AUTOPSIE.

Je commençai par l'ouverture du crâne ; elle me fit apercevoir, 1° tous les vaisseaux de la dure-mère gorgés de sang noir et liquide ; celle-ci étant enlevée, je découvris, sur la surface supérieure de l'encéphale, une légère couche d'albumine confondue avec l'arachnoïde ; au côté interne de la bosse mammillaire de l'os frontal, et très-près de la fossette ethmoïdale, j'observai une ouverture transversale d'environ trois lignes de longueur sur une ligne de diamètre, avec écartement d'une lamine de la table interne de l'os, sur laquelle je trouvai une légère couche de substance corticale du cerveau, qui adhérait au pourtour de cette ouverture : le point correspondant de l'encéphale présentait une échancrure analogue à cette portion corticale détachée; de cette échancrure naissait un canal qui se dirigeait superficiellement sur le bord interne du sommet de l'hémisphère droit du cerveau jusqu'au niveau du bord concave de la pointe de la faux, en passant au-dessus du nerf olfactif du même côté; il traversait le sillon de séparation des deux hémisphères, pénétrait dans le gauche à deux lignes de profondeur dans son épaisseur, en passant sur le nerf optique gauche et la racine de celui du côté droit lésée par la pointe de l'instrument, près de son origine, et au-dessous de l'artère cérébrale antérieure qui était dénudée dans ce point, et très-dilatée; enfin, l'extrémité du fleuret s'était arrêtée à la paroi inférieure du ventricule latéral, très-près du bras gauche de la moelle allongée. Ce canal oblique, qui pouvait avoir deux pouces et demi à trois pouces de longueur, était tapissé d'une couche de coagulum sanguin: il n'y avait aucune trace de suppuration; il existait seulement un peu de sérosité d'une teinte rosée sous les deux lobes de l'hémisphère gauche du cerveau; ce liquide s'étendait profondément sous le cervelet et dans le canal vertébral (1).

Les organes de la poitrine n'offrirent rien de remarquable, non plus que les viscères glanduleux du bas-ventre, tel que le foie, les reins et le pancréas. L'estomac ne présenta rien de pathologique ; mais l'intestin jéjunum était invaginé dans trois endroits différens, et dans l'étendue de deux, trois et quatre pouces. Ces intussusceptions étaient récentes et sans inflammation. Je trouvai néanmoins l'intestin iléum enflammé dans toutes ses tuniques : le gros intestin était rempli, dans toute son étendue, de matières stercorales durcies et pelotonnées.

Cette autopsie justifie pleinement le pronostic que j'avais porté sur la nature et sur la profondeur de la lésion du cerveau. Elle fournit une nouvelle preuve à l'appui de l'assertion que j'ai établie sur le siége et les effets d'une impression morale et profonde, telle que la nostalgie qui s'empara de notre malade, dans les derniers jours du traitement de sa blessure. Elle démontre de plus la possibilité de la guérison des plaies du cerveau

(1) *Voyez* la planche n° 3.

qu'on avait toujours considérées jusqu'ici comme mortelles ; car il est bien évident que celle de Lecœur pouvait être jugée comme guérie, puisque la sérosité qu'on a trouvé épanchée sous l'hémisphère gauche, et jusques sous le cervelet, ne s'est accumulée sans doute dans ces espaces, que lorsque toutes les forces vitales du sujet ont été anéanties. Il est certain que le sang qui avait occupé d'abord ce même espace, a été entièrement absorbé : ce qui le prouve, c'est la course que ce militaire fit à pied de l'hôpital du Gros-Caillou à l'Ecole de Médecine, et de ce lieu à l'hôpital, sans avoir éprouvé la moindre aberration dans ses facultés intellectuelles. Enfin, il est incontestable que les causes de sa mort doivent être rapportées à l'altération superficielle du cerveau, déterminée par l'affection morale nostalgique du sujet à laquelle il était prédisposé, sans doute par les effets de la blessure et l'invagination des intestins, résultat de l'usage immodéré que ce malade faisait de boissons de toute espèce, qu'il se procurait clandestinement près des autres malades. Cette même invagination ne pourrait-elle pas être aussi l'effet de l'affection paralytique qui avait frappé, dans le dernier temps, les portions supérieures des organes digestifs auxquels le cerveau envoie, sans doute, le stimulus par les nerfs pneumo-gastriques, tandis que ceux de la vie intérieure, ou des nerfs gangliformes, ayant été irrités par le séjour des matières plus ou moins âcres dans les portions inférieures de ces viscères, auront déterminé dans ces mêmes portions un mouvement antipéristaltique, et les invaginations qui, comme je l'ai remarqué en effet, semblent s'être formées de l'extrémité inférieure de l'intestin jéjunum vers la supérieure?

Au total, cette observation, qui me paraît être, ainsi que les précédentes, d'un grand intérêt, doit engager les praticiens à ne rien négliger dans de semblables cas, puisqu'elle démontre véritablement que les lésions profondes du cerveau sont, ainsi que les superficielles, susceptibles de guérison.

Nota. Si le malade meurt immédiatement après une inflammation aiguë du cerveau, ses substances ont acquis de la densité, et sont dans un état d'expansion relative au degré de l'inflammation ; si, au contraire, l'inflammation devient chronique, le cerveau, après avoir éprouvé cette expansion, tombe dans un état de ramollissement, effet consécutif de la maladie ou de la mort des parties.

NOTICE

SUR LES PROPRIÉTÉS

DE LA MEMBRANE IRIS (1).

J'AI généralement observé que l'irritation ou les altérations portées sur le système des nerfs de la vie organique, ont directement ou indirectement une influence plus ou moins marquée sur ceux de la vie de relation, tandis que les lésions établies exclusivement dans les nerfs de la vie de relation, n'ont point ou presque point d'effet sur l'intégrité des fonctions des nerfs ou des organes de la vie intérieure; ou ces effets, s'ils se manifestent, sont infiniment plus tardifs que dans le premier cas.

Pour étayer cette opinion générale, je pourrais examiner comparativement l'influence que produisent les maladies de l'un de ces systèmes nerveux sur l'autre, et *vice versâ*. C'est un travail que je crois très-important, et qui pourrait faire le sujet d'une

(1) Le précis de cette notice a été lu à la Société Philomatique en 1817, *Voyez* le Bulletin de cette Société, tome III, pag. 134.

grande question de physiologie et de pathologie; mais en attendant qu'une telle question soit traitée, j'examinerai quelle est la relation sympathique qui existe entre la membrane iris et la rétine, ou le nerf optique.

Jusqu'à ce jour, on a été intimement persuadé que la propriété contractile ou rétractile de l'iris était due à l'influence nerveuse du nerf optique ou de la rétine. Aussi la plupart des partisans de cette opinion conseillaient-ils autrefois de ne point pratiquer l'opération de la cataracte, surtout par extraction, lorsque l'iris était privé de ses mouvemens, parce qu'ils supposaient que dans ce cas, l'organe visuel était également paralysé. Mais depuis, l'expérience ayant fait reconnaître que, dans certains cas, les fonctions visuelles se reproduisaient après l'abaissement ou l'extraction de la cataracte, malgré l'immobilité de l'iris, on a supposé que cette cloison membraneuse ne pouvait se contracter, qu'autant que la rétine recevait l'impression dont elle a besoin pour que la contraction ait lieu. Je tâcherai d'abord de démontrer l'erreur de cette assertion, et je ferai connaître ensuite, autant qu'il me sera possible, que la propriété contractile de l'iris est indépendante de l'influence nerveuse de la rétine ou du nerf optique.

Je suis convaincu maintenant par mes recherches et par les observations que j'ai recueillies, que les propriétés de l'iris dépendent spécialement de son propre tissu, et des nerfs ciliaires fournis principalement par le ganglion lenticulaire appartenant au grand sympathique. Cette disposition fait connaître la nature de l'affection paralytique de cette membrane quand elle existe, et les motifs pour lesquels elle n'a pas lieu, lorsque les nerfs optiques sont paralysés ou altérés par une maladie quelconque. Ainsi j'ai vu des sujets frappés de goutte sereine, chez qui l'iris avait conservé ses mouvemens. Le petit Anglais à qui j'ai eu le bonheur de rendre la vue en Espagne, après la campagne de la Corogne, en est un exemple. L'observation de cette goutte sereine est insérée dans le troisième volume de mes Mémoires et Campagnes, pag. 239, et citée dans le Mémoire sur le Moxa, qui précède celui-ci.

Dans la cataracte bien formée, la rétine

peut conserver son intégrité, être apte à reprendre ses fonctions, lorsqu'on l'aura mise dans le cas de recevoir l'image des objets par l'extraction ou l'abaissement du voile opaque qui intercepte le passage des rayons lumineux, bien que l'iris soit paralysée, puisque cette dernière affection dépend de la lésion d'un système de nerfs qui appartient à la vie intérieure, et qui n'a, avec ceux de la vie de relation, que des communications indirectes au moyen de légères anastomoses nerveuses (je fais, bien entendu, abstraction des adhérences que l'iris peut contracter, et qui pourraient être confondues avec la paralysie de cette cloison membraneuse); j'ai observé plusieurs faits qui viennent à l'appui de cette opinion, et qui prouvent que l'immobilité de l'iris n'est pas une contre-indication à l'opération de la cataracte.

La rétine et l'iris peuvent être d'ailleurs affectés simultanément ou séparément, selon la nature ou la manière d'agir des causes qui produisent l'altération. L'une de ces causes, aussi remarquable que rare, est l'impression directe sur le tissu de ces membranes, des rayons du soleil que l'on reçoit dans certaines circonstances. Un grand nombre d'individus ont été soumis à l'influence de cette cause, le jour de l'éclipse de cet astre (7 septembre 1820).

Deux soldats de la Garde royale se sont présentés à l'hôpital du Gros - Caillou, pour y être traités d'accidens assez graves produits par cette éclipse.

Le premier, nommé Jacquemart (Jean-Baptiste), brigadier au train d'artillerie, peu au fait de la manière d'observer ce phénomène, s'était servi d'un verre opaque offrant dans son milieu un point transparent qu'il y avait établi lui-même, dans l'intention de mieux observer le phénomène céleste. Malgré l'impression vive, incommode et très-douloureuse qu'il recevait du passage des rayons solaires à travers la portion lucide du verre, il continua à regarder jusqu'à la fin de l'éclipse; mais bientôt il éprouva des vertiges, une douleur vive sur tout le côté droit de la tête, correspondant à l'œil dont il s'était servi, et il fut presque privé de la vue de cet œil; l'iris et les autres parties de cet organe restèrent intactes. Quelques semaines après, ce militaire éprouvant toujours des douleurs aiguës à la tête, se rendit à l'hôpital pour y recevoir mes soins. A son arrivée, le 7 novembre 1820, les vaisseaux de l'œil étaient injectés, la pupille du même œil était un peu plus resserrée que celle du gauche; elle avait néanmoins conservé ses mouvemens, mais la vision était très-obscurcie ou presque nulle.

Ici l'on voit qu'un très-petit cône de rayons solaires était directement parvenu sur la rétine, et que son effet irritant s'était propagé dans le nerf optique, et jusqu'à son origine, dans l'intérieur du cerveau. Après deux saignées à l'artère temporale et à la veine jugulaire, j'appliquai des ventouses mouchetées à la tempe et à la nuque; je passai ensuite à l'emploi de la glace sur la tête, et des Moxas, qui rétablirent complètement les fonctions visuelles : mais le malade conserva toujours une douleur sourde dans tout le côté droit de la tête.

Le deuxième, nommé Paintiaux (Jean-Baptiste), soldat au 5e régiment d'infanterie, entra à l'hôpital à l'époque où le premier en sortit. Il avait observé l'éclipse de l'œil gauche, et s'était servi d'un verre dont le centre était opaque et la circonférence lucide ou transparente. Il fut moins incommodé que le premier, parce que les rayons solaires ne furent point dirigés sur la pupille, au travers de laquelle il n'en passa que de très-faibles, tandis que la circonférence de la cornée diaphane et la conjonctive oculaire surtout, reçurent très-vivement l'impression de ces rayons, qui déterminèrent une telle inflammation idiopatique, que les vaisseaux de cette membrane furent injectés jusqu'au centre de la cornée, à travers un léger *albugo* qui se développa en même temps sur une grande partie de sa surface. Des moyens curatifs convenables diminuèrent les accidens ; mais la pupille est considérablement rétrécie, et l'iris a perdu ses mouvemens, tandis que la rétine a conservé ses fonctions visuelles. Ces faits pathologiques prouvent évidemment, 1° que les propriétés de cette première membrane sont indépendantes de la rétine ; 2° que la conjonctive oculaire s'étend sur la cornée diaphane, et la recouvre en entier ; mais que son tissu y est infiniment plus mince, et que la partie colorante du sang ne passe dans ses vaisseaux que dans le cas d'une forte inflammation de la conjonctive.

Je vais rapporter maintenant quelques

observations relatives au rapport des propriétés de l'iris avec la cataracte.

Un garçon armurier, âgé de quatorze ans, reçut, par mégarde, en 1818, un coup de baguette de fusil à la partie moyenne du bord inférieur de l'orbite gauche. Cette percussion vive fut immédiatement suivie de la perte de la vue de l'œil du même côté, tandis que l'iris conserva l'intégrité de ses mouvemens. Ce sujet resta dans cet état pendant dix à onze mois. Cependant, comme il craignait pour la perte de l'autre œil, dont la vue lui semblait s'affaiblir, il vint me consulter. Après l'avoir attentivement examiné, je le soumis au traitement suivant: des ventouses mouchetées furent d'abord appliquées à la tempe gauche, à la nuque, au cou et entre les épaules. Après un léger vomitif, il fut mis à l'usage des amers, et je commençai l'application du moxa ; je plaçai le premier au côté gauche de la nuque, pour me rapprocher autant que possible de l'origine des nerfs optiques; un deuxième fut appliqué entre l'angle maxillaire gauche et l'apophyse mastoïde sur le trajet du tronc du nerf facial du même côté ; quatre ou cinq autres plus petits furent successivement posés sur la région temporale correspondante. Après l'application des premiers moxas, le sujet reçut l'impression de la lumière : et bientôt il put distinguer les objets ; cette faculté se développa progressivement, et la vue, de ce côté, devint aussi parfaite que celle de l'œil droit : les mouvemens de l'iris n'avaient pas discontinué de se faire avec autant de précision que dans l'état naturel, et ce fait devint l'objet principal de mes méditations. Ce jeune homme se crut, pendant quelques mois, parfaitement guéri ; en effet, il voyait des deux yeux avec la même perfection. Après ce laps de temps, il s'aperçut néanmoins que la vue du côté gauche s'obscurcissait sensiblement, et bientôt après il en fut totalement privé. Effrayé de ce nouvel accident, il vint encore réclamer mes conseils ; je reconnus en effet qu'une cataracte parfaite, établie dans le cristallin, interceptait dans cet œil le passage des rayons lumineux et produisait de ce côté une cécité complète. Mais je remarquai en même temps que l'iris avait conservé ses mouvemens, et se trouvait dans l'intégrité la plus parfaite. Voilà deux phénomènes singuliers : le premier est la paralysie de la rétine et la privation des facultés visuelles, tandis que l'iris n'a pas éprouvé la moindre altération; le second présente la formation presque subite de la cataracte; l'un prouve, d'une manière irrécusable, que les propriétés de l'iris sont indépendantes de celle de la rétine : l'autre, que le cristallin ne se nourrit pas par imbibition, mais bien par une circulation vasculaire, comme toutes les parties vivantes des corps organisés; car si les vaisseaux très-ténus du cristallin ne s'étaient pas rompus à leur passage de la membrane capsulaire à cette lentille, elle n'aurait point perdu sa transparence aussi promptement (1). Au reste, les mouvemens de la pupille de ce côté sont toujours en harmonie parfaite avec ceux de l'iris du côté opposé, c'est-à-dire de l'œil droit.

Dans le tétanos, où tous les muscles, excités par les nerfs de la vie animale, sont dans un état de rétraction ou de contrac-

---

(1) Sœmmering a injecté ces vaisseaux jusques dans la capsule cristalline; mais comme ils n'admettent pas la partie colorante du sang au-delà de cette capsule, on en a conclu mal à propos que le cristallin se nourrissait par imbibition.

tion permanente, l'iris n'est pas altérée dans ses propriétés, et l'on observe que le resserrement et l'agrandissement alternatifs de la pupille s'exécutent comme dans l'état naturel.

Dans certaines maladies du cerveau, telles que l'hydropisie des ventricules, on observe les mêmes phénomènes : les fonctions sensitives sont considérablement affaiblies ou paralysées par la compression concentrique ou excentrique que les nerfs des organes des sens (les optiques par exemple) éprouvent à leur origine, par la dilatation des ventricules, tandis que l'iris reste intacte et conserve ses mouvemens, qui peuvent même être augmentés sympathiquement par l'irritation que l'on porte sur le système des organes de la vie intérieure, au moyen de drastiques ou de vomitifs (1). Une dame anglaise, affectée de

(1) Dans les affections vermineuses, les mouvemens de l'iris ou de la pupille sont accélérés et quelquefois convulsifs, et cependant la vision reste intacte. Voyez aussi, relativement aux excitans portés sur les nerfs de la vie intérieure, la quatrième observation du Mémoire qui précède.

cette maladie ; deux enfans que j'ai également traités en ville, et un grenadier à cheval de la Garde soigné par moi à l'hôpital du Gros-Caillou, m'en ont fourni des exemples frappans. Il n'est pas douteux que ce grenadier ne fût atteint, à la suite d'une chute violente qu'il avait faite sur l'occiput, d'une hydropisie des ventricules du cerveau; il en présenta du moins tous les symptômes, qui se développèrent graduellement, et furent portés à un très-haut degré. Les principaux étaient une douleur sourde, avec pesanteur à la tête, faiblesse notable de tous les sens et de la parole, altération sensible de toutes les facultés animales (l'intellect seulement était dans l'état naturel); le membre thoracique droit était frappé de paralysie au deuxième degré, et les jambes étaient faibles et dans un état de froid habituel. Cependant, chez cet individu, que je conduisis à la guérison au moyen des moxas, l'iris conserva toutes ses propriétés et tous ses mouvemens. Je remarquai même que la pupille se rétrécissait d'autant plus, que les drastiques étaient administrés avec plus d'activité. J'ai fait la même remarque sur un grand nombre de sujets atteints de plaies de tête, avec perte de la vue et altération notable dans tous les organes de la vie animale.

L'iris, par la même raison, peut perdre ses propriétés organiques, tandis que le nerf optique, la rétine et les autres parties de l'œil, peuvent conserver leur parfaite intégrité et exécuter toutes leurs fonctions. Une femme de trente-quatre ans, brune, d'une constitution saine et robuste, vint me consulter dans le cours de l'hiver dernier, et me présenta une affection de cette nature : l'iris, dans les deux yeux, était, chez elle, complètement frappée de paralysie, et dilatée dans les trois quarts de son diamètre; l'on ne pouvait qu'avec peine, par les excitans les plus forts et par l'impression subite d'une lumière vive, faire rétrécir l'ouverture pupillaire d'environ un quart de ligne. Cependant, malgré cette difformité très-sensible, elle apercevait très-bien les objets, et en distinguait même exactement les formes et les couleurs, pourvu qu'ils ne fussent pas trop rapprochés de ses yeux.

J'ai eu occasion de voir depuis, chez plusieurs militaires de la Garde, cette membrane perdre totalement ses mouvemens par une percussion sur le bord de l'orbite, ou une plaie d'instrument piquant à la cornée, avec lésion à la grande circonférence de l'iris, tandis que la vision restait intacte; mais il est vrai de dire aussi que les mêmes causes mécaniques peuvent détruire les propriétés vitales dans l'une et l'autre membrane, ainsi que nous l'avons vu, notamment chez un garde-du-corps et chez un soldat de la Garde royale : ce dernier fut même réformé pour cette infirmité.

Dans les affections organiques des viscères de la vie intérieure, telles que les phlegmasies chroniques du cœur, du péricarde ou de quelques-uns des viscères principaux du bas-ventre, l'ouverture de l'iris se resserre et se contracte graduellement, au point que la pupille se ferme complètement, et ne permet plus le passage des rayons lumineux : cependant la rétine conserve l'intégrité de ses propriétés visuelles, qu'on peut rétablir par l'opération de la pupille artificielle ; néanmoins, il serait important, d'après ces observations, de savoir si, avant le synezizis ou occlusion totale de la pupille, l'individu qui en est atteint percevait les objets; car dans le cas d'amaurose , l'opération deviendrait inutile.

Mes remarques sur l'iritis (inflammation de l'iris) portent, qu'après avoir parcouru toutes ses périodes , cette inflammation, qui reconnaît ordinairement pour cause la syphilis répercutée, a pour résultat , comme l'a judicieusement observé le professeur autrichien Beer, 1° la décoloration de la surface antérieure de la membrane malade ; 2° l'éraillement ou la destruction d'une partie du diamètre de son ouverture pupillaire , et notamment de son segment supérieur. Je n'ai jamais vu que l'échancrure qui se forme dans la partie supérieure de cette membrane, se fût établie également dans sa portion inférieure; celle - ci perd ses mouvemens , tandis que le lambeau qui survit à la destruction de l'autre, en conserve de plus ou moins sensibles. J'ai remarqué plusieurs fois ce phénomène; mais il ne m'a jamais paru plus évident que chez un grenadier à cheval traité dans mes salles; il paraît dépendre de la disposition des nerfs et des vaisseaux ciliaires, qui se dirigent principalement de la partie supérieure à tout le reste de cette membrane.

Un officier de la marine anglaise, âgé de 27 à 28 ans, fut frappé tout à coup d'une ophthalmie violente, avec iritis. Il se manifesta de légères ulcérations à la cornée diaphane, et un boursoufflement prodigieux dans la conjonctive oculaire, qui résultant de la métastase du virus syphilitique répercuté, d'une ou plusieurs plaies chancreuses établies au pénis, produisit un véritable chemosis. Cette maladie grave, qui a été heureusement combattue et domptée par les moyens indiqués, fut suivie de la décoloration et de la paralysie de l'iris, dont la pupille resta dilatée, tandis que les fonctions visuelles se conservèrent. Le chemosis fut excisé dans tout le pourtour de la cornée diaphane ; cependant il existe encore un assez grand nombre de vaisseaux capillaires qui traversent cette cornée d'un côté à l'autre, et qu'il faudra détruire pour lui rendre toute sa lucidité (1).

---

(1) Je pense que la conjonctive est formée de deux parties distinctes : la première, conjonctive palpébrale, qui paraît participer des propriétés des membranes muqueuses ; la deuxième, conjonctive oculaire, semble partager celle des membranes séreuses. La première

Il est très-difficile sans doute de déterminer les causes des mouvemens de dilatation et de resserrement de la pupille, et d'en expliquer le mécanisme. Cependant, comme chez l'homme et chez la plupart des animaux, ces mouvemens paraissent être indépendans de la volonté de l'individu, on serait porté à croire que le *stimulus* qui produit la contraction des fibres de l'iris, est exclusivement fourni par les rameaux nerveux qui proviennent du ganglion ophtalmique appartenant au système de nerfs de la vie intérieure. Mais on doit considérer, 1° que ce rideau membraneux reçoit directement chez l'homme, comme chez plusieurs animaux, un ou deux filets du nerf nasal appartenant à la première branche de la cinquième paire du cerveau; 2° que les mouvemens de cette cloison paraissent se modifier d'une manière plus ou moins sensible chez les mêmes individus, soit sous

est le siége de l'ophthalmie gonorrhoïque, et autres catarrhes; la deuxième s'enflamme avec les autres parties de l'œil, sous l'influence des virus ou des causes mécaniques.

l'influence d'une impression très-forte de lumière, qui irrite ce voile membraneux, soit par l'apparition subite d'images d'un aspect plus ou moins excitant, relativement à leur couleur ou à leur forme ; 3° enfin, que cette cloison paraît réellement exécuter ses mouvemens sous l'influence d'une volonté tacite de l'individu, mais exprimée par la répétition du phénomène chez certains oiseaux, tels que tous ceux de la famille des perroquets (1). D'après ces réflexions, l'on concevra que l'iris est un organe mixte, dont une portion peut être soumise jusqu'à un certain point, et dans certaines espèces, à l'empire de la volonté du sujet, tandis qu'une autre portion exécute ses mouvemens sans sa

(1) D'après le célèbre Cuvier, la raie paraît avoir non-seulement la faculté de mouvoir la pupille à volonté comme les perroquets ; mais elle offre encore de plus un prolongement placé au bord supérieur de cette ouverture, et disposé en forme de palmette grillée, que ce poisson abaisse sans doute à volonté au devant du cristallin, comme une jalousie. Chez la torpille, ce voile opaque membraneux est entier, et cette raie peut en couvrir toute la prunelle à sa volonté. (*Voyez* le deuxième volume des Leçons d'anatomie comparée.)

participation (1). Ainsi, on peut conclure de cette structure, que je décrirai plus tard avec plus de détails, et du mode de distribution des nerfs qui se rendent dans ce rideau membraneux, que le relâchement de l'iris ou la dilatation de la pupille, s'opère par le plissement des artères flexueuses naturellement disposées en zigzac ou en lignes spiroïdes, et par l'engorgement de ces vaisseaux, déterminé par le stimulus que les filets nerveux du ganglion ophtalmique, transmettent dans cette membrane, tandis que la contraction de ce rideau mobile, ou le resserrement de la pupille, ne s'opère sans doute qu'à l'aide de l'engorgement de la petite couronne artérielle ou ciliaire, faisant les fonctions du *cordon d'une bourse*. Cet engorgement paraît être déterminé par le stimulus des nerfs ciliaires longs, qui se rendent du nerf nasal dans le pourtour de cette ouverture, sans communiquer avec

(1) On remarque les mêmes propriétés dans la vessie urinaire, dont le sphincter se resserre par le stimulus des nerfs de la vie animale, tandis que le corps de cette poche membraneuse est stimulé par ceux de la vie intérieure.

ceux du ganglion lenticulaire. Aussi les irritations de l'estomac ou des poumons, déterminent-elles souvent le resserrement de la pupille, tandis que celle des intestins, de l'utérus ou de la vessie, nous ont paru déterminer la dilatation de cette ouverture; ce qui s'observe chez les enfans affectés de vers.

Malgré ces deux systèmes de nerfs, les mouvemens de l'iris sont certainement indépendans de l'influence nerveuse de la rétine : on en sera tout-à-fait convaincu par l'exposé des faits suivans.

Le caméléon n'a point d'iris mobile dans l'intérieur de l'œil ; elle est remplacée par la paupière extérieure, qui, chez cet animal, est d'une forme et d'une structure toute particulière. On remarque cependant derrière la cornée diaphane, et autour du cristallin, une petite zone nacrée et parsemée de stries dorées presque imperceptibles. Cette zone, d'un tissu extrêmement dense et serré, est confondue avec les procès ciliaires, et adhère au pourtour de la capsule du cristallin, dont le segment antérieur en dépasse les bords d'environ une ligne; en sorte que cette zone nacrée, ne paraît avoir d'autre usage que celui de réfracter les rayons lumineux vers la lentille cristalline; tandis que la paupière orbiculaire extérieure, qui est attachée au pourtour du globe de l'œil dont elle suit les mouvemens, par un repli membraneux, serré et très-fin de la conjonctive, dilate ou resserre son ouverture, pour modifier le passage des rayons lumineux, au moyen des deux plans de fibres motrices, circulaires et rayonnées qui entrent dans sa composition. Cette ouverture, qui tient véritablement lieu de pupille, a une forme ronde un peu elliptique, qui se ferme en entier, malgré l'assertion de quelques naturalistes. Un phénomène singulier s'observe encore chez ce reptile : c'est que chacun de ses deux yeux se meut en sens inverse, et paraît apercevoir les objets dans des directions opposées; ainsi, si l'on enferme ensemble, dans une cage de verre, un caméléon et une rainette, par exemple, ce dernier animal, effrayé du danger qui le menace, court autour de la cage et cherche à éviter son ennemi; le caméléon, sans bouger de place, suit sa proie de l'un des yeux, tandis que l'autre reste immobile; au moment où le petit animal s'y attend le moins, le caméléon le saisit avec sa langue longue et flexible, et l'avale avec une grande facilité.

Dans la dissection que j'ai faite d'un caméléon, pendant mon séjour en Egypte, je n'ai rien trouvé qui constituât chez lui l'organe de l'ouïe, qui me paraît manquer chez cet animal. C'est sans doute pour ce motif que la nature l'a doué de la faculté de percevoir en même temps par ses deux yeux les sensations d'objets qui se trouvent placés dans les directions opposées.

Prochasca, l'un des plus habiles anatomistes de l'Europe, a démontré par des injections parfaites que nous possédons, que la structure des vaisseaux rayonnans et circulaires de l'iris est la même que celle de la fibre élémentaire des muscles ou de la puissance locomotrice. Ces injections démontrent que ces fibres, comme les plis et les couronnes de l'iris, de même que les fibres spiroïdes des artères elles-mêmes, sont formées d'une série de petites artères capillaires, très-évidentes au microscope, se contournant les unes sur les autres de manière à former ces mêmes fibres en partie ou en totalité, selon la conformation ou les usages particuliers de chacun de ces organes. Ces artérioles capillaires spiroïdes se trouvent entourées et mutuellement enlacées par une substance étrangère, qui disparaît par l'injection, et que le même anatomiste dit être de la fibrine dans les muscles, de l'albumine concrétée ou épaissie dans les artères, et un tissu cellulaire fort rare dans les intestins et l'iris. On peut comparer avec raison, ainsi que je l'ai fait dans mon Mémoire relatif aux hémorragies, la disposition de ces artérioles primitives et constituantes, ces fibres rétractiles particulières, aux filamens qui composent les cordes de diverses grosseurs, puis enfin les câbles. Ces fibres se raccourcissent par l'effet de l'engorgement des vaisseaux, ou par l'afflux du sang qui les parcourt, à l'instar de ces cordages qui, portés à une certaine extension, se raccourcissent à un degré plus ou moins marqué, par l'effet de leur imbibition par un liquide tel que l'eau. C'est à l'aide de ce moyen qu'on élève du sol des masses énormes, telles que des vaisseaux de guerre, qu'on lance ensuite à la mer avec la plus grande facilité.

Pour avoir une preuve de la vérité de

l'assertion que je viens d'émettre sur l'effet de cette contractilité opérée par l'afflux du sang dans les vaisseaux élémentaires de la fibre motrice, il suffit d'observer que quand un muscle est coupé transversalement près de l'origine de ses artères nutricières ou organiques, la portion qui en est la plus éloignée n'est plus susceptible de contraction. La même chose arrive pour tous les muscles, lorsque les artères qui s'y rendent sont liées, du moins jusqu'à ce que la nature ait remplacé ces artères par d'autres vaisseaux qui établissent une circulation nouvelle. Au reste, nous pensons que l'afflux du sang dans ces vaisseaux linéaires se fait par des excitations galvaniques vitales, inconnues dans leur nature, qui proviennent sans doute des nerfs encéphaliques, pour les organes de la locomotion, et de ceux des ganglions pour les organes musculeux de la vie intérieure.

NOTICE

SUR

LES PLAIES DES INTESTINS;

SUIVIE

D'UNE OBSERVATION REMARQUABLE D'UNE LÉSION DE CE GENRE.

Les plaies pénétrantes du bas-ventre avec lésion des intestins, ont été considérées avec raison par tous les auteurs, comme très-dangereuses et mortelles. Cependant j'ai eu l'occasion de faire remarquer, dans plusieurs articles de mes Campagnes, que ces lésions, lorsqu'elles sont le résultat de coups de feu, sont susceptibles de guérison. En faisant connaître les ressources de la nature dans ces cas graves, j'ai indiqué aussi les moyens à mettre en usage, ou les procédés à suivre pour conduire ces plaies à une heureuse terminaison.

Je suppose, par exemple, que le projectile traverse une partie de l'enceinte du ventre d'un homme adulte, de manière que l'un des points de l'iléon, ou du gros intestin, ait été détruit dans une portion de son tube; il y a attrition des parties frappées par le projectile, tandis que celui-ci imprime à toutes les parties voisines, et à des distances relatives, une commotion avec stupeur; d'où résultent un rétrécissement sensible dans les premières, et un engorgement plus ou moins considérable dans les tissus ambians.

Les matières s'échappent au dehors par la plaie, ou s'accumulent dans le foyer dont j'ai parlé, sans communiquer avec la cavité abdominale; prévoyance admirable de la nature, qui trace d'ailleurs au chirurgien la conduite qu'il doit tenir dans une semblable occurrence. Interprétant ses vues salutaires, je me suis donné de garde, dans ces cas, de rechercher la portion blessée de l'intestin, pour l'isoler, la ramener au bord de l'ouverture de l'abdomen, et l'y maintenir au moyen d'une anse de fil passée dans le mésentère, ou pour réunir la plaie au moyen d'une suture; dans l'un et l'autre cas, on aurait à craindre une série d'accidens graves, tels que l'hémorragie intérieure qui pourrait résulter de la rupture des adhérences, ou de la division nouvelle des vaisseaux sanguins (car la dernière opération ne pourrait se faire, si elle était indiquée, qu'autant qu'on aurait rafraîchi les bords de la plaie); on aurait surtout à redouter l'épanchement des matières dans la cavité propre du bas-ventre. Il faut respecter les adhérences, et se contenter (après toutefois avoir débridé les bords de la plaie extérieure jusqu'aux aponévroses inclusivement) de l'application, sur cette plaie, d'un linge fenêtré, enduit d'un onguent balsamique, et d'un appareil approprié.

J'ai eu l'occasion de panser, après plusieurs combats, un assez grand nombre de militaires atteints de blessures de ce genre, et tous généralement ont été conduits à la guérison par ce procédé.

Jusqu'à la chute des escarres, les matières alvines passent en petite quantité par la plaie; mais ensuite, ne trouvant plus d'obstacles, elles sortent en abondance, et continuent de passer au dehors jusqu'à l'entière détersion de cette plaie; alors il faut favoriser le rapprochement des bords de celle des parois abdominales, et celui des lèvres de la plaie de l'intestin, à l'aide de bandelettes agglutinatives, appliquées sur la première, et d'un bandage légèrement compressif et concentrique; les deux plaies se rapprochent en même temps et graduellement; les parties homogènes se mettent en rapport, contractent une adhésion mutuelle, et forment la cicatrice. Celle-ci s'opère d'abord dans la plaie de l'intestin, pour se continuer de l'intérieur à l'extérieur; le tube intestinal éprouve toujours un rétrécissement relatif à la perte de substance.

La plupart des adhérences primitives s'effacent par la suite, et les parties qui avaient éprouvé une transposition, reprennent leur position respective et naturelle avec le jeu de leurs fonctions; phénomène que j'ai déjà fait remarquer dans les plaies du ventre avec issue de l'épiploon. (*Voyez* les tomes 2, 3 et 4 de mes *Mémoires et Campagnes.*)

Les plaies des intestins faites par une arme blanche, ne suivent pas la même marche, et présentent d'autres phénomènes. Je pense aussi que leur pronostic est plus fâcheux, surtout si ces dernières ont une certaine étendue; elles exigent aussi les plus prompts secours.

Deux procédés principaux sont indiqués pour leur guérison : l'un consiste à retenir au bas de la plaie du ventre, au moyen d'une anse passée dans le mésentère, la portion d'intestin blessé, pour prévenir l'épanchement des matières alvines dans la cavité abdominale, et donner le temps à la nature d'isoler l'intestin blessé (comme cela arrive dans les plaies d'armes à feu), jusqu'à ce que les causes d'irritation soient entièrement dissipées, que les parties lésées reprennent par degré leur position première, et que les lèvres de la plaie intestinale se soient rapprochées pour se cicatriser entre elles, car c'est là le véritable but de la nature : c'est sans doute le procédé le plus avantageux et le plus facile.

Le deuxième consiste à réunir immédiatement ou à mettre en contact les lèvres de ces plaies, au moyen d'une suture simple, ou d'une invagination aidée et soutenue par des anses de fil, passées dans l'épaisseur des deux bouts de l'intestin coupé, et quelquefois de supports intérieurs. Cette dernière méthode est préconisée par John

Bell, non-seulement pour les plaies des intestins avec perte de substance, comme celles qui résultent des coups de feu ou de la gangrène, mais même pour les plaies simples.

Sans entrer dans des détails circonstanciés sur les avantages et les inconvéniens de ces diverses méthodes, j'indiquerai en peu de mots celle que je crois la plus avantageuse aux plaies d'armes blanches, car j'ai déjà fait connaître mon opinion sur celles qui sont le résultat d'armes à feu.

Le procédé de Littre pour les plaies de l'intestin, quelle qu'en soit la nature, est sans doute le moins propre à augmenter l'irritation des parties lésées; mais aussi il a l'inconvénient de prolonger la maladie, et d'entretenir un anus contre nature pendant un laps de temps plus ou moins long. Quelquefois même, malgré toutes les précautions, et avant que la portion lésée de l'intestin ait contracté des adhérences, celle-ci rentre spontanément dans le bas-ventre, et donne lieu à un épanchement de matières alvines dans cette cavité, qui devient promptement mortel; quelquefois aussi cette portion d'intestin se boursouffle hors de l'ouverture qui lui a livré le passage, et l'étranglement a lieu avec les accidens qui l'accompagnent.

D'après tous ces motifs, je suis porté à croire que la méthode des anciens, c'est-à-dire celle de la suture, est préférable, pourvu toutefois qu'elle soit faite immédiatement après l'accident. Il s'agit seulement d'indiquer quel est le mode de suture le plus avantageux, et les moyens qui doivent en seconder les effets salutaires, et prévenir l'inflammation qui l'accompagne ordinairement. Tel est l'objet principal de mes réflexions.

En pratiquant la suture à la plaie de l'intestin, il faut avoir en vue :

1° De mettre ses bords dans un rapport exact, et de les y maintenir ;

2° De ne comprendre dans les points de la suture que le moins possible du tube intestinal, pour ne pas trop en diminuer le diamètre, afin que les matières ne trouvent pas d'obstacle à leur passage ;

3° Le mode de suture le plus convenable est celui à point par-dessus; car, quoi qu'en disent les auteurs, la réunion des plaies des intestins se fait, comme dans les autres parties du corps, par leurs propres vaisseaux, et l'adhésion mutuelle en sera d'autant plus prompte et d'autant plus facile, qu'on aura mis les bords des solutions de continuité dans un contact plus exact, et qu'on aura eu l'attention de les y maintenir au moyen de la suture indiquée. Les expériences que j'avais faites sur les animaux vivans, dans les leçons d'anatomie et de physiologie chirurgicale que j'ai données à Toulon et au Val-de-Grâce à Paris, expériences qu'il est encore facile de répéter, m'ont démontré la vérité de l'assertion que je viens d'émettre pour les plaies des intestins. Après en avoir pratiqué une ou plusieurs en divers sens sur le tube intestinal mis à découvert par une incision au ventre, sur des chiens de tout âge, je réunissais ces plaies au moyen de la suture du pelletier, avec la précaution de la faire double en sens opposé par des points alternatifs, et avec des fils de couleur différente. Ces fils doivent être non-seulement cirés, mais enduits d'un cérat doux. Il faut avoir la précaution de leur laisser une longueur suffisante pour être retenus hors de l'enceinte du bas-ventre, jusqu'à l'époque de leur extraction. Or, l'inflammation adhésive n'étant pas faite avant le cinquième jour, il est prudent de ne pas les ôter avant le septième; on peut même les laisser jusqu'au neuvième. Pour les extraire, on les tire doucement en sens inverse, ce qui se fait facilement, puisqu'ils sont de couleur différente. On doit aussi avoir l'attention, la suture étant faite, de remettre dans le bas-ventre l'anse de l'intestin blessé, de manière à ce qu'il puisse s'y mouvoir librement; car en le retenant au bord de la plaie extérieure, comme dans le procédé de Littre, on lui fait éprouver des inflexions qui nuisent au cours des matières, et déterminent l'engorgement de ses tuniques.

Je propose de préférence la suture du pelletier, parce que celle à point passé, conseillée par les auteurs, embrasse une plus grande quantité de l'intestin, favorise le boursoufflement et le renversement des bords de la plaie, ce qui éloigne la nature du but qu'elle veut atteindre dans cette disposition : en effet, l'adhésion mutuelle ne peut se faire que par les points latéraux des lèvres de la plaie. Il se fait sans doute des adhérences des bords de cette plaie avec d'autres parties ambiantes ; mais les adhérences contre nature, quoi qu'on en dise, sont temporaires ; la nature les sépare insensiblement par la suite, pour rétablir dans l'intestin le mouvement péristaltique, et favoriser ainsi le cours des matières alvines. Avant d'avoir remarqué cette disposition d'adhérences dans ces lésions ou déplacemens des intestins, j'avais observé le même phénomène dans les plaies du ventre, avec issue de l'épiploon, qui, après avoir été retenu aux bords de la plaie qui lui a livré passage par des adhérences souvent très-étendues, se débarrasse de ses liens, et rentre graduellement dans la cavité abdominale où il reprend sa situation naturelle et primitive (1). Si cela n'était pas ainsi, l'individu, chez qui ces organes sont si essentiels aux fonctions de la vie intérieure, serait exposé avec ces brides profondes aux plus grands dangers. Les adhérences les plus anciennes des anus contre nature, lorsque les fistules cessent par l'effet de la réunion de l'intestin, soit qu'on ait obtenu cette réunion au moyen de la

---

(1) *Voyez*, dans mes *Campagnes*, le Mémoire sur les plaies du ventre, avec issue de l'épiploon, tome 4, pag. 273.

méthode de Desault ou du procédé de Dupuytren, ces adhérences même, disons-nous, se détruisent graduellement, et les parties deviennent libres dans la cavité abdominale; à plus forte raison lorsque l'anus contre nature n'est point l'effet d'une grande déperdition de substance à l'intestin, et que les adhérences sont récentes.

Il est facile de se convaincre de ces vérités physiologiques, en répétant mes expériences sur les animaux. Néanmoins on a à combattre l'inflammation qui se développe constamment sous l'influence de l'irritation mécanique que la suture doit nécessairement produire; certes, d'après notre expérience, on ne peut employer dans ces cas de moyens plus efficaces que les ventouses mouchetées, dont l'application doit être faite à l'instant de l'apparition des premiers symptômes de l'inflammation. On les applique par séries parallèles de la partie supérieure à la partie inférieure du bas-ventre, en suivant la marche du fluide nerveux du pole positif au pole négatif. On répète les applications autant de fois que l'on juge convenable. Ces mouchetures doivent être faites avec le scarificateur qui a été décrit, et de manière à parcourir avec cet instrument toute la surface de la peau rubéfiée par la cucurbite (dont on a raréfié l'air au moyen d'une portion d'étoupe fine qu'on fait brûler dans son fond), comme lorsqu'on veut tirer avec l'archet des sons uniformes des cordes d'un violon.

Cette méthode est préférable à celle de la ventouse à pompe pneumatique, avec laquelle on se sert d'un scarificateur à ressort, dont les incisions ne se font qu'en pressant, ce qui les rend plus douloureuses, plus dangereuses et plus imparfaites ; tandis que nos mouchetures sont uniformes et entièrement soumises à la volonté du chirurgien. A ces topiques déplétifs et dérivatifs, on doit faire succéder les embrocations huileuses et les bains tièdes, les lavemens émolliens, les boissons mucilagineuses à la glace, prises en petite quantité et répétées fréquemment : la saignée générale est quelquefois indiquée.

Cette médication fait la base du traitement que j'ai établi dans un Mémoire sur la fièvre jaune, que j'ai adressé à l'Académie de Médecine de la Nouvelle-Orléans. J'espère que le succès répondra à mon attente ; car la fièvre jaune me paraît consister principalement dans une inflammation plus ou moins intense des membranes séreuses des viscères abdominaux, ayant pour symptômes principaux les douleurs d'entrailles et les vomissemens, comme dans le choléra-morbus spontané, maladie de laquelle la fièvre jaune ne diffère pas essentiellement. Le choléra-morbus qui succède à une irritation mécanique qui agirait directement sur les intestins, présente la même marche, et peut avoir les mêmes résultats : or, l'indication est la même dans tous ces genres d'affections.

Lorsqu'on a combattu les accidens inflammatoires par les moyens que je viens d'indiquer, ce qui se reconnaît à la cessation de symptômes qui caractérisent les phlegmasies aiguës du système gastrique intestinal, on concourra avantageusement au rétablissement du mouvement péristaltique des intestins, et l'on favorisera les évacuations alvines, au moyen du calomel associé à l'huile fraîche de ricin et au sirop de chicorée, à des doses relatives, par des embrocations d'huile de camomille camphrée sur le bas-ventre, et par des lavemens anodins émolliens : quelquefois on est obligé, surtout lorsque l'engorgement des parties lésées prend un caractère chronique, d'appliquer sur le ventre des vésicatoires saupoudrés de mouches cantharides et de camphre à parties égales, en ayant le soin de soumettre préalablement les mouches cantharides à la vapeur de l'eau bouillante, pour leur ôter leurs principes volatils irritans, sans les priver de leur propriété suppurative. Enfin, on termine le traitement par l'usage de légers toniques, tels que les infusions amères aromatisées avec l'eau de fleurs d'oranger, et des frictions sèches ou légèrement alcoolisées sur toute l'habitude du corps.

Il faut tenir le convalescent à un régime sévère, afin de prévenir l'engouement des matières dans la partie cousue de l'intestin, qui reste pendant long-temps dans un état de rétrécissement et d'inertie plus ou moins considérable.

L'observation suivante fera sans doute mieux connaître les phénomènes qui accompagnent les plaies d'armes blanches des intestins traités par la suture, et en même temps elle confirmera les préceptes que je viens d'établir sur ce mode de traitement.

Le sujet de cette observation est le nommé Jolin (Jean-Baptiste), âgé de vingt-trois ans, fusilier dans le sixième régiment de la garde. Ce militaire étant à jouer, le 27 avril 1820, avec un de ses camarades, dans les campagnes voisines de la caserne de Courbevoie, tomba, par mégarde, sur la pointe de son sabre, qu'il tenait nu dans sa main, et se fit une plaie profonde au bas-ventre. Il fut transporté à Puteau, village voisin, où le médecin, M. Carré, lui donna les premiers secours.

« Ce militaire, dit M. Carré, dans une » lettre qu'il nous a écrite après la guéri» son du malade, avait une plaie transver» sale, d'environ quinze lignes d'étendue, » à la partie latérale droite et inférieure du » ventre, avec issue d'une forte portion de » l'intestin iléon, qui était déjà tuméfié. Le » blessé éprouvait des nausées sans vomis» semens. J'examinai la portion de l'intes» tin sortie, et j'y reconnus une plaie assez » grande qui donnait issue à des matières » liquides stercorales, ce qui m'obligea d'y » faire une suture à point par-dessus, et » je fis rentrer aussitôt après l'intestin dans » la cavité abdominale. J'étais dépourvu de

» fil et d'aiguilles ; ce fut une femme qui me » prêta la sienne, garnie d'un bout de fil » noir. On pansa le blessé, et on l'envoya à » l'hôpital de la garde, à Paris. » Pendant le voyage, qui fut très-pénible, le blessé eut plusieurs vomissemens copieux et une évacuation alvine sanguinolente.

A son entrée au Gros-Caillou, le chirurgien de garde leva l'appareil, mit à découvert une portion de l'intestin grèle boursoufflée, qui n'offrait aucune apparence de solution de continuité, et la fit rentrer dans la cavité abdominale sans beaucoup d'effort. Le malade étant dans un état de faiblesse extrême, ne put lui donner aucun renseignement sur ce qui s'était passé ; ainsi le chirurgien n'ayant rien vu de particulier sur cette portion d'intestin déplacée, se contenta de remplir l'indication qui s'offrit à ses yeux, par l'opération du taxis ; il appliqua ensuite un appareil contentif, et il prescrivit des boissons mucilagineuses et des lavemens émolliens ; mais le malade ne se trouva point soulagé ; il passa le reste de la nuit dans un état permanent d'anxiété, et il eut plusieurs vomissemens de matières bilieuses, accompagnés de douleurs violentes de colique, de ténesme, et de légères fusées alvines sanguinolentes.

A ma visite du matin, je vis la plaie qui a été désignée plus haut, mais sans issue d'aucune partie contenue dans le bas-ventre. Je ne pus rien apprendre du blessé. Il me dit seulement que le chirurgien qui l'avait pansé à Puteau avait demandé à une femme présente à son opération, une aiguille et du fil qu'il avait vus dans sa main; mais qu'il ne se rappelait pas l'usage qu'il en avait fait, parce qu'il n'avait rien senti.

Cependant, je débridai, conformément à mes préceptes, la plaie des tégumens, et l'ouverture faite par le sabre à l'aponévrose du grand oblique, et je découvris par ce moyen, à travers un foyer sanguin considérable, établi derrière la plaie et dans la cavité péritonéale, plusieurs circonvolutions d'intestin qui avaient déjà contracté des adhérences entre elles. Bien que les symptômes d'un étranglement intérieur persistassent toujours, je n'osai rompre les adhérences pour rechercher et mettre à découvert la portion étranglée de ce viscère, dans la crainte d'étendre l'épanchement, et de faire ouvrir de nouveau les vaisseaux artériels qui pouvaient se trouver dans les points de réunion. Ainsi je me contentai de faire évacuer le sang épanché dans cette espèce de réservoir, et de panser la plaie avec un linge fenêtré, enduit d'onguent de styrax, de la charpie, et un bandage approprié. Une petite branche de l'iléo-lombaire ayant été ouverte dans l'incision, j'en fis la ligature, et l'hémorrhagie cessa.

Le pouls du blessé était petit, accéléré; le visage pâle, décoloré; l'œil terne, larmoyant; les extrémités étaient froides; il avait des nausées fréquentes et des vomissemens à de très-courts intervalles, suivis de légères déjections sanguinolentes par les voies alvines, avec des douleurs de colique, du ténesme, et le ventre était météorisé.

Cet état alarmant m'inquiétait beaucoup, et je désespérai de pouvoir sortir le malade du danger imminent où il était. Néanmoins, avant de tenter de nouvelles recherches pour mettre à découvert l'anse étranglée de l'intestin, je voulus employer les ventouses mouchetées, qui, dans les cas de volvulus spontané, m'avaient miraculeusement réussi (1).

A peine eus-je appliqué les trois ou quatre premières ventouses, que le météorisme du ventre diminua sensiblement ; le malade éprouva du soulagement, et il eut, peu d'instans après, des évacuations par l'anus de matières bilieuses mêlées de caillots de sang noirâtre.

Je répétai l'application de ce topique dérivatif, de manière à en couvrir toute la surface de l'abdomen.

Aux ventouses, je fis succéder des embrocations huileuses camphrées, de légers cataplasmes émolliens anodins, et des lavemens de même nature, qui furent encore accompagnés de légères déjections bilieuses mêlées de quelques stries de sang noir.

La nuit suivante fut assez calme ; mais dès le lendemain matin, les douleurs de colique se renouvelèrent avec force, et furent accompagnées de nausées et de quel-

---

(1) Je pourrais en rapporter plusieurs exemples, et j'ai à regretter de n'avoir pas eu l'idée d'en faire usage dans la colique de Madrid.

ques vomissemens. Le succès, tout au moins momentané, que j'avais obtenu des ventouses, m'engagea à les mettre encore en usage. J'insistai aussi sur celui des embrocations émollientes, des boissons mucilagineuses anodines à la glace, et surtout sur les lavemens émolliens.

J'obtins de nouveau une amélioration sensible, tous les accidens avaient entièrement disparu, et le blessé fut dans le repos pendant huit ou dix heures. Néanmoins ils se reproduisirent encore, et à peu près à la même heure. Pendant leur durée, le ventre se météorisait, les évacuations alvines se supprimaient, l'urine devenait rare et limpide, les douleurs de colique étaient plus ou moins vives, et le pouls éprouvait des variations analogues. Enfin, j'ai vu le malade plusieurs fois dans un si grand danger, qu'on s'attendait à le voir mourir d'un instant à l'autre.

Cependant, après avoir répété encore, et à plusieurs reprises, l'application des ventouses sèches et scarifiées; après avoir insisté sur l'usage des sédatifs et des doux purgatifs, administrés surtout en lavemens, j'obtins une amélioration sensible, et de tels succès, que je conçus alors l'espérance de sauver ce militaire. Pour arriver plus promptement à cet heureux résultat, j'appliquai sur toute la surface du bas-ventre un vésicatoire saupoudré de parties égales de camphre et de mouches cantharides, passées à la vapeur de l'eau bouillante. On était parvenu au onzième jour de l'accident, lorsque, la même nuit, la maladie se jugea par deux engorgemens phlegmoneux, qui se formèrent aux régions parotidiennes. En effet, dès ce moment, tous les symptômes inflammatoires du bas-ventre disparurent presque tout-à-coup, et le malade eut, dans la journée du 13, des évacuations copieuses de matières stercorales, préparées sans doute par quelques grains de calomel que j'avais administrés la veille dans une mixture d'huile douce de ricin et de sirop de chicorée. Je favorisai la suppuration des tumeurs parotidiennes, au moyen des cataplasmes maturatifs; et aussitôt que la fluctuation s'y manifesta, j'y appliquai la potasse caustique, qui accéléra le travail de la suppuration, et donna issue à une grande quantité de matière purulente qui s'était formée dans le tissu cellulaire des régions que j'ai indiquées. Cette crise salutaire fut suivie immédiatement de la sortie, par la plaie du ventre, d'un cordonnet d'environ de trois pouces et demi, formé d'un bout de fil noir et simple, noué à l'extrémité qui s'était présentée la première à la plaie, et par laquelle j'opérai sa sortie en présence des jeunes médecins qui suivent mes leçons de chirurgie clinique, dont Jolin avait été le principal sujet ce jour même.

L'évulsion inattendue de ce cordonnet de fil, me donna la preuve, comme le malade me l'avait à peu près annoncé, qu'une suture à l'intestin avait été réellement faite, et il me fut facile alors de me rendre compte de la cause des phénomènes que j'avais observés pendant le cours de cette maladie traumatique : cette dernière circonstance m'engagea à écrire au médecin qui avait donné les premiers secours à ce blessé, à l'effet de savoir de lui ce qui s'était passé à l'instant de ce premier pansement : j'ai rapporté plus haut la réponse qu'il m'adressa.

Le malade alla de mieux en mieux, et ne tarda pas à entrer en convalescence, qui fut longue et pénible.

La plaie du bas-ventre se cicatrisa assez promptement ; toutes les fonctions se rétablirent graduellement ; le malade fut complètement guéri avant le soixantième jour de l'accident, et sortit de l'hôpital le soixante-dixième.

Tout annonce que les adhérences que j'avais d'abord reconnues dans les circonvolutions de l'intestin blessé (et je pense que c'était l'iléon) se sont détachées spontanément, et au fur et à mesure que le mouvement péristaltique s'est reproduit dans cet intestin ; que les causes d'irritation se sont dissipées, et que la cicatrisation de l'intestin s'est complètement opérée.

La nature de l'aiguille et le mode de suture ont beaucoup contribué à cette heureuse terminaison.

A l'article *Aiguille*, du Dictionnaire des Sciences médicales, j'ai fait observer que, pour la suture des intestins, l'aiguille à coudre ordinaire un peu fine, est préférable à celle dont on se sert pour la suture des plaies des tégumens. (*Voyez* cet article pour en connaître les motifs.) L'hémorragie qui a eu lieu dans les premiers momens, chez Jolin, par la plaie extérieure et par le tube intestinal, était l'effet de la division du grand nombre d'artérioles coupées par l'instrument vulnérant dans les parois du ventre et de l'intestin. Il est bien évident aussi pour moi que l'inflammation qui avait envahi tous les viscères membraneux de cette cavité, a été avantageusement combattue par l'application réitérée des ventouses sèches et scarifiées. Au reste, on ne saurait assez recommander l'emploi de ce moyen thérapeutique dans les phlegmasies aiguës du bas-ventre, comme dans celles de la poitrine : je suis bien persuadé qu'elles ont puissamment contribué au salut de ce blessé (1), dont la cure est remarquable.

---

(1) Ce militaire a été présenté à la Société de Médecine de la Faculté, et je l'ai vu plusieurs fois depuis cette époque; il jouit d'une parfaite santé, mais tout annonce que l'intestin qui a été cousu, a perdu les adhérences extérieures, et qu'il est libre et flottant dans la cavité abdominale, comme les autres portions de l'intestin grêle. Aussi il se présente au point de la cicatrice, pour former une éventration que l'on empêche par l'application d'un bandage élastique.

MÉMOIRE

SUR

LA RUPTURE DU COL DU FÉMUR ;

Suivi de quelques Réflexions sur la formation du cal dans les fractures en général.

Les idées incertaines qu'on a conservées jusqu'à ce jour sur le mécanisme de la formation du cal, dans les os fracturés, et sur le mode de réparation de ceux qui sont frappés de nécrose, ont certainement retardé les progrès de nos connaissances sur cette branche de la pathologie, et nous ont éloigné du but de perfection thérapeutique qu'on aurait pu atteindre à l'époque où la chirurgie française s'est illustrée par tant de découvertes, si l'on avait observé avec moins de prévention les phénomènes qui accompagnent la soudure des os dans les fractures. Le grand nombre de faits qui se sont offerts à ma pratique, pendant le quart de siècle qui vient de s'écouler, m'ayant mis à même d'étudier les lois d'après lesquelles la nature opère cette soudure, il m'a été facile d'analyser ces phénomènes, d'en suivre la marche, et de vérifier les assertions judicieuses émises sur leur caractère par un assez grand nombre de médecins ou de chirurgiens physiologistes, qui ont également étayé leurs opinions de l'expérience. De ce nombre sont Brun, l'un de mes premiers maîtres, et professeur de l'ancien collége de chirurgie de Toulouse; Scarpa, Pinchenatti, chirurgiens célèbres d'Italie; Richerand et Léveillé, mes honorables collègues. Le résultat de ces recherches et de mes observations m'a conduit à établir dans les méthodes usitées pour le traitement des fractures des os, des modifications qui me paraissent avoir perfectionné les moyens indiqués pour la réduction de ces fractures. Mais en attendant que je puisse faire un travail complet sur ce genre de maladies, je me bornerai à l'objet de cette notice, comme étant celui qui m'a paru montrer le plus d'intérêt, et celui sur lequel les opinions des auteurs sont le plus variées.

La fracture du col du fémur a lieu fréquemment chez les personnes qui ont franchi les premières périodes de la vie, et rarement avant l'époque où l'ossification est entièrement achevée ; c'est à l'âge de retour, premier degré de la vieillesse. La densité que les os ont acquise à cette époque, et, à plus forte raison, dans les périodes plus avancées de la vie, l'état d'isolement ou de défaut de rapport où se trouve le col du fémur, et sa direction oblique, donnent l'explication de la facilité avec laquelle cette portion grêle de l'os de la cuisse doit se rompre.

En effet, si l'on considère, 1° que le col du fémur diminue graduellement d'épaisseur en augmentant de densité, à mesure que le sujet s'avance dans la vieillesse ;

2° Que ce fragment de cylindre osseux coupe obliquement, de sa base à la tête qui le termine, l'axe de la cuisse, à l'extrémité d'un long levier ;

3° Que cette portion du fémur est libre et isolée dans l'intérieur du ligament capsulaire, tandis que la tête de l'os est fixée dans la cavité cotyloïde par un ligament peu élastique et très-fort ;

4° Enfin, que cette éminence n'est point protégée directement par aucun des muscles épais qui l'entourent, on concevra facilement que cette portion de l'os fémur se trouve dans toutes les conditions favorables (surtout dans l'âge avancé) pour être souvent fracturée par les causes mécaniques les plus légères, lorsqu'elles agissent sur l'extrémité opposée du levier formé par cet os, dans le sens de l'obliquité de son col, et vers l'angle saillant de réunion que la base de cette éminence forme avec le grand trochanter, parce que, d'une part, la résistance invincible qu'oppose à la tête de l'os, dans la déviation qu'elle éprouve à l'instant de l'action de la cause mécanique, la paroi externe et supérieure de la cavité cotyloïde, dont le rebord très-épais surpasse le niveau de cette éminence sphéroïde, et empêche la luxation de ce côté ; d'une autre part, la percussion ou les efforts violens qui ont agi vers les deux points désignés, se concentrant à cette portion de l'extrémité du levier, qui coupe tout à coup et obliquement l'axe de la colonne de sustentation du sujet, et portant leurs effets sur cette portion oblique et fragile du col du fémur, les fibres qui la composent étant distendues outre mesure, doivent nécessairement se rompre. Ainsi, par exemple, si après avoir glissé sur le bord externe de l'un des pieds, de manière à déplacer tout à coup celui du côté opposé, et qu'ayant perdu l'équilibre on tombe sur l'éminence trochantérienne du membre déplacé le premier, la fracture du col du fémur est inévitable.

Cette fracture peut d'ailleurs présenter des variations, selon l'irrégularité et la manière d'agir des causes qui l'ont produite, et les différences qui peuvent se rencontrer dans la situation respective du sujet, lors de la chute (1).

Lorsque la fracture a lieu dans l'un des points du col du fémur renfermé dans la cavité articulaire (et c'est de celle-ci dont nous entendons parler exclusivement), les signes ou phénomènes qui la caractérisent sont et doivent être toujours les mêmes, et ils ne peuvent être confondus qu'avec ceux du décollement de l'épiphyse de cette éminence, dont les effets et les indications ne diffèrent point essentiellement. D'ailleurs,

---

(1) *Voyez*, pour tous ces détails, les auteurs classiques.

cette solution de contiguité n'a lieu que chez les jeunes sujets, tandis que celle de la continuité du col n'arrive ordinairement qu'à l'époque où cette partie du fémur a perdu son élasticité.

Le premier signe de la fracture est l'immobilité du membre, et l'impossibilité où se trouve le sujet de s'en servir pour la sustentation. En l'examinant ensuite avec soin, et le comparant avec celui du côté opposé, on le trouve dans un état de rétroversion de dedans en dehors, de sorte que la plante du pied est dans une ligne presque transversale; il y a une élongation contre nature et relative du membre, et, contre l'opinion généralement reçue, on entend et l'on sent très-distinctement dans les mouvemens que l'on fait exécuter à la cuisse, la crépitation des fragmens osseux; la douleur se manifeste dans la région articulaire, le gonflement survient, etc.

J'ai avancé que ces signes étaient à très-peu de variations près, constamment les mêmes; car, si l'on se représente les parties qui sont en rapport avec l'articulation ilio-fémorale, surtout les attaches des muscles du bassin à l'os de la cuisse, on se convaincra facilement que, dans tous les cas de fracture au col du fémur, la totalité du membre éprouvera, à l'instant même de la rupture de cette partie osseuse, un mouvement de rotation de dedans en dehors et d'arrière en avant, parce que tous les muscles moteurs de la cuisse s'attachant par leurs tendons aux deux éminences trochantériennes, situées hors de la cavité articulaire, et au-dessous de la base du col du même os, de manière que l'insertion de la plupart de ces muscles se fait, dans une ligne oblique des régions iliaque, pubienne et obturatrice, au sommet du petit trochanter et à la fossette tendineuse du grand, en contournant, d'avant en arrière et de dedans en dehors, le côté interne de l'articulation; tous ces muscles, dis-je, se contractant simultanément, doivent opérer la rétroversion dont j'ai parlé, et déjeter le pied en dehors : ce phénomène est constant.

L'élongation s'explique par la perte de la courbure ou de l'obliquité que fait l'os de la cuisse à son extrémité supérieure. Les deux fragmens rompus et séparés du col du fémur, éprouvent nécessairement un écartement du côté où ils étaient lors de leur continuité dans une direction oblique, parce que, d'une part, le poids de la cuisse et sa rotation en dehors font perdre le rapport du fragment inférieur, en l'entraînant un peu vers le point déclive du sujet, et que, de l'autre, le ligament rond retient la tête du fragment supérieur au fond de la cavité cotyloïde, et dans les mêmes rapports qu'elle avait avant la fracture; car ce fragment n'éprouve et ne peut éprouver aucune déviation, et sa tête reste immobile, à raison du gonflement qui survient au ligament inter-articulaire, dont la longueur et la flexibilité diminuent dans les mêmes proportions.

Il importe de se rappeler cette disposition anatomique pour le traitement de cette solution de continuité. Par ces motifs, l'élongation doit être également un signe constant et primitif de la fracture, car le membre peut successivement se raccourcir par le chevauchement des pièces. Au total, la fracture du col du fémur est un accident plus ou moins grave, selon l'âge du sujet, sa constitution, son état d'embonpoint.

La soudure de l'os se fait difficilement chez les personnes très-avancées en âge, et chez celles qui sont affectées d'un vice morbifique particulier; mais, quelles que soient les complications, l'indication est toujours la même. La thérapeutique de cette fracture doit être établie sur les mêmes bases de traitement, et ces bases sont fondées sur la connaissance parfaite des lois d'après lesquelles la nature travaille à la réunion des solutions de continuité, et à la réparation de la perte de substances ou de l'altération des os. C'est à l'incertitude de ces connaissances que sont dues les opinions diverses établies, en très-grand nombre, par les auteurs et les praticiens, sur les moyens à mettre en usage pour la réduction de ces fractures. En effet, si tous les médecins étaient convaincus que la soudure des os, ou le cal qui sert à opérer la réunion de leurs portions fracturées, et à réparer ou à cicatriser les solutions de continuité avec déperdition de substance qui les frappent, ne peut se faire que par les propres vaisseaux des parties osseuses restées intactes ou saines, et non par des substances intermédiaires, ou par l'ossification des membranes fibreuses ou celluleuses qui les enveloppent ou les tapissent intérieurement, certes, on ne serait plus incertain sur les procédés à mettre en usage pour favoriser cette opération, ni sur la manière de les employer; mais, imbu de l'idée que le cal ne peut se former, selon les uns, qu'à l'aide du périoste, et selon d'autres, que par l'interposition, entre les os fracturés, d'une substance albumineuse particulière, propre à s'ossifier, et désignée, par les partisans de cette opinion, sous le nom de fibro-cartilage, on a dû nécessairement imaginer des procédés qui pussent remplir les vues différentes des praticiens, selon leur opinion relative.

Ainsi, dans la première hypothèse, les partisans de l'ossification du périoste cherchaient à ramener le fragment inférieur du col de l'os de la cuisse fracturé vers les attaches internes du ligament capsulaire, en faisant appliquer, autant que possible, cette bourse fibreuse sur les pièces fracturées, à l'effet d'obtenir d'elle une soudure que le périoste ne peut produire, puisque le col du fémur en est dépourvu. (On y observe cependant un tissu mince, dont les fibres sont plus sensibles à la partie antérieure, et paraissent naître des attaches internes du ligament ; ce tissu, qui est composé de fibres parallèles, diffère néanmoins du périoste.) D'après ces idées, on considérait les fractures du col du fémur comme incurables, c'est-à-dire, comme devant être nécessairement accompagnées de fausses articulations, d'ankylose, ou de grandes infirmités ; et les moyens dont on faisait, et dont on fait encore usage, concouraient puissamment à produire ces résultats : l'un des principaux était le bandage *spica*, qu'on appliquait autour de l'articulation malade.

Dans la deuxième hypothèse, pour obtenir un cal plus solide et plus épais, on cherchait à écarter le fragment inférieur du supérieur, afin de favoriser la déposition et la formation de cette substance intermédiaire propre à produire le cal. C'est dans cette vue qu'on a imaginé les bandages ou appareils à extension permanente, de différentes formes, et d'un mécanisme plus ou moins compliqué. Dans le premier cas, en effet, loin de seconder la nature dans son travail de réorganisation, on l'éloignait véritablement de son but, en aggravant le mal, qu'on rendait qnelquefois incurable, ou l'on retardait la guérison, qui n'était même pas exempte d'infirmités graves. Depuis Hippocrate et Avicenne jusqu'à nos jours, on a employé une quantité prodigieuse d'appareils à extension permanente, de l'application desquels on n'a sans doute jamais retiré ce qu'on peut appeler un véritable succès.

Quel que soit le mode d'extension pour la fracture du col du fémur, il est non-seulement inutile, mais généralement pernicieux ; inutile, parce que le déplacement des fragmens rompus ne peut s'étendre au-delà de l'épaisseur de ces fragmens, à moins d'une forte rupture dans la capsule articulaire et de la projection que pourrait faire, à travers cette rupture, vers le fond de la fosse obturatrice, la portion inférieure du col du fémur séparée par la fracture de la tête de cet os, laquelle reste immobile dans la cavité cotyloïde où elle est retenue par le ligament rond, et cette circonstance est fort rare. Ce fragment inférieur, quelle que soit la contraction des muscles qui s'insèrent vers sa base aux deux éminences trochantériennes, ne peut chevaucher sur le supérieur, parce que celui-ci remplit la cavité articulaire : seulement ces deux fragmens peuvent perdre le rapport de leurs premiers points de continuité, lorsqu'ils ne sont pas maintenus dans cet état par les moyens indiqués. Un déplacement en dedans du fragment inférieur, de manière à s'enfoncer dans la région obturatrice, par exemple, se fait difficilement, à moins de manœuvres inconsidérées ou d'efforts violens, sans que le malade n'en soit prévenu par des douleurs vives qui l'avertissent du danger de se livrer à aucun mouvement, et l'invitent au plus parfait repos. Dans tout état de choses, ce fragment inférieur ne peut s'écarter des bords de la cavité cotyloïde que de quelques lignes, et il est facile de le ramener avec les moindres efforts dans sa première situation, en le faisant mettre en contact avec le fragment supérieur, sur lequel l'extension est parfaitement inutile.

Elle est nuisible surtout lorsqu'elle est permanente, parce que, d'une part, les effets de cette extension portent d'abord sur les ligamens de l'articulation ilio-fémorale déjà lésés, dont la distension cause des tiraillemens douloureux, souvent de nouvelles déchirures, d'où résultent l'inflammation, la fièvre traumatique, et les accidens qui l'accompagnent. Ces mêmes accidens peuvent aussi prendre naissance dans les articulations du pied et du genou, sur lesquelles on est obligé de fixer et de faire agir les liens de la machine extensive. Mais en outre des tiraillemens violens qu'éprouvent les ligamens articulaires de tout le membre, il est des points de sa surface, malgré toutes les précautions prises, et à raison du long espace de temps pendant lequel on est obligé de laisser les appareils en action, il est des points, dis-je, où les tégumens s'entament à des profondeurs relatives, et il en résulte des ulcères plus ou moins difficiles à guérir. Si la nature résiste à toutes ces violences, il existera dans le membre blessé une élongation contre nature, déterminée par le défaut de rapport primitif entre les deux pièces fracturées ; car on fait perdre, par cette extension permanente, au col du fémur, son obliquité, ce qui détermine cette élongation, ainsi que je l'ai fait observer dans mon Mémoire sur la fémoro-coxalgie (1)

---

(1) *Voyez* le troisième volume de mes Campagnes.

où le même phénomène se représente : il dépend essentiellement de la rupture du ligament inter-articulaire, produite par l'érosion de ce ligament, lequel ne pouvant plus retenir le fémur dans ses rapports naturels, celui-ci tendant à reprendre la ligne droite, détermine l'alongement du membre par l'effet de sa pesanteur et par la tendance qu'il doit avoir à obéir à sa gravité. Dans ce cas, la question posée par le professeur de Montpellier, sur les effets de la fracture du col du fémur, serait résolue dans le sens opposé à son opinion; néanmoins cette opinion est fondée, dans la supposition, et je n'en doute pas, que ce chirurgien déjà célèbre ait eu l'intention de traiter les fractures du col du fémur, non avec des machines à extension permanente, mais bien avec des appareils seulement contentifs, propres à seconder avantageusement les vues de la nature dans la formation du cal. En effet, pour que la soudure soit bien faite et exacte, elle sera nécessairement suivie d'un raccourcissement relatif à la nature de la fracture et à l'âge du sujet. Dans tous les cas, ce raccourcissement ne peut guère dépasser trois ou quatre lignes, à moins d'une déperdition de substance plus ou moins considérable. Mais plus la densité de l'os sera grande, plus la nature éprouvera d'obstacles au ramollissement de l'extrémité des deux fragmens pour y faire développer les vaisseaux; et certes l'extension permanente doit augmenter et augmente réellement ces obstacles. Malgré tous ces inconvéniens, presque tous les auteurs qui ont écrit jusqu'à ce jour sur les fractures du col du fémur, préconisent pour leur réduction cette méthode, et les praticiens ne cessent d'en faire usage; aussi voyons-nous peu de cures parfaites obtenues par ce moyen.

Ces non-succès et les accidens graves survenus maintes fois à la suite de ce traitement, avaient déjà engagé quelques chirurgiens célèbres du dernier siècle, à supprimer l'usage des machines, et à abandonner le membre fracturé à une simple position de rapport, sans l'application d'aucun appareil. Ainsi, par exemple, Sabatier, mon illustre maître, faisait coucher le malade sur une paillasse bien garnie, et faisait placer le membre fracturé entre deux coussins allongés, remplis de balle d'avoine, qu'on fixait rapprochés au moyen de quelques liens. Mursinna, chirurgien général des armées du roi de Prusse, faisait maintenir la jambe fléchie sur la cuisse, et celle-ci sur le bassin, au moyen d'un bandage roulé qui conservait le membre dans cet état de flexion (1). Dans ces derniers temps, on a remis en vogue l'extension permanente; aussi fait-elle l'un des principaux articles du *Dictionnaire des Sciences médicales*, dans lequel les machines qui servent à cette extension, sont représentées (2). Ainsi on a passé tour à tour d'un extrême à un autre.

En effet, la méthode de Sabatier, de Mursinna et d'autres chirurgiens également recommandables, a ses inconvéniens. Le plus grave, sans doute, est la mobilité du membre, ou son défaut de fixité, d'où résulte, par les mouvemens divers que le malade exécute, un déplacement relatif dans les pièces fracturées, déplacement qui détruit le rapport, retarde, s'oppose même à la

---

(1). M. Canin, ex-chirurgien principal aux armées, m'a donné le dessin de l'appareil, et du malade mis en position.

(2) *Voyez* le tome IX de ce Dictionnaire.

formation du cal (1), ou rend du moins cette soudure difforme, et de manière à faire perdre au membre sa conformation et sa rectitude naturelles.

En supposant que, dans le procédé de Mursinna, le membre qu'il tient dans la flexion reste dans une immobilité parfaite, le cal, s'étant établi dans cette disposition, s'opposera à l'extension du membre, qui perdra d'ailleurs beaucoup de sa longueur naturelle; la sustentation se fera difficilement, et la progression sera impossible sans appui, à cause de cette flexion permanente (2).

---

(1) J'ai vu chez des sujets qui s'étaient fracturé le col du fémur, et pour lesquels on avait employé la méthode de Sabatier, se former une fausse articulation à l'endroit de la fracture, par le défaut de réunion des pièces fracturées, et par leur mouvement perpétuel.

Le même accident peut également avoir lieu à la suite d'une extension permanente, portée à un trop haut degré : j'ai observé ce phénomène chez plusieurs militaires, traités d'après cette méthode, et je rapporterai plus bas une observation de ce genre.

(2) M. Ribes m'a montré un fémur, dont le fragment supérieur s'est implanté dans la substance spongieuse du trochanter, et dans un rapport analogue à celui où se trouve la cuisse du malade dans l'appareil de Mursinna. Le sujet de M. Ribes est mort, la cuisse étant fléchie.

On le concevra facilement, si l'on fait attention au rapport dans lequel les deux bouts fracturés du col du fémur se trouvent dans cette disposition. Ce rapport est tel, que la tête de l'os, restant fixe au fond de la cavité cotyloïde, dans une ligne presque perpendiculaire, ne peut être en contact avec l'autre fragment, que par la moitié antérieure de sa surface fracturée, et l'inférieure ne touchera celle-ci que par la moitié supérieure de la fracture; or, il n'y aura d'adhésion et de communication des vaisseaux des deux fragmens osseux, que par ces deux points, au lieu de s'entre-toucher par toute l'étendue des surfaces fracturées; d'où résulte, dans ce premier cas, un cal moins étendu, moins solide, et beaucoup plus long à se faire.

J'ai vu plusieurs sujets, traités d'après ces méthodes, être affligés d'infirmités graves, ou périr des suites de l'extension permanente. Je pourrais citer, à l'appui de ces observations, un grand nombre d'exemples, mais je les crois inutiles aux médecins anatomistes; d'ailleurs j'engage les praticiens à essayer comparativement les procédés usités jusqu'à ce jour, avec celui que je vais décrire. Cependant je rapporterai, à l'appui de mon opinion sur les inconvéniens graves de l'extension permanente, un fait curieux que le célèbre Hunter ne manquait jamais de communiquer à ses disciples, lorsque, dans ses leçons, il parlait des maladies des os : je transcrirai de l'italien en français, la manière dont le docteur Alsalini, ancien premier chirurgien du vice-roi d'Italie, l'un des disciples de Hunter, raconte ce fait observé à Edimbourg (1).

« Un fou voulant s'échapper de l'hospice des insensés, où il était détenu, grimpa sur le mur du jardin qui en dépendait ; mais à peine en eut-il atteint le sommet, qu'une grosse pierre se détacha, et, en le renversant dans le jardin, lui fracassa une jambe. On accourut aux cris de ce malheureux, et on le transporta à son lit : les chirurgiens appelés à son secours, appliquèrent immédiatement sur cette jambe l'appareil à fracture usité. Le malade resta tranquille pendant quelques heures, mais en-

---

(1) *Voyez* le Manuel du chirurgien d'armée de cet auteur, en deux petits volumes.

suite il commença à se plaindre de la conduite de ses chirurgiens, qu'il accusait de s'être trompés ; il ne cessait de leur dire qu'ils avaient pansé la jambe saine pour celle qui était fracturée, et réclamait avec instance qu'on lui ôtât les attelles dans lesquelles on avait si fortement serré sa jambe. Menacé du gilet de force, il se tut, et simula un grand soulagement, pour qu'on le laissât tranquille ; pendant la nuit, il profita de l'absence des infirmiers pour défaire l'appareil, et il l'appliqua, le mieux qui lui fut possible, sur la jambe saine ; ensuite il enveloppa celle qui était fracturée dans un petit oreiller de plume, et la cacha soigneusement dans la paillasse de son lit, où il l'avait introduite avec précaution, pour conserver, sans doute, la rectitude du membre.

» Il laissait entrevoir au contraire celle recouverte par l'appareil, sans cependant se laisser approcher de ses médecins, qu'il écartait en feignant un accès de folie chaque fois qu'ils voulaient le visiter ; enfin, il fit si bien qu'on le laissa tranquille pendant fort long-temps, d'autant plus que les infirmiers qui l'assistaient dans ses besoins, voyant toujours sa jambe bien *emmaillotée*, assuraient aux chirurgiens que leur malade était toujours en bon état.

» Ce ne fut que lorsque le fou se crut guéri, qu'il permit au chirurgien de voir la jambe garnie de son appareil ; cependant, pour ne point laisser plus long-temps ce médecin dans l'erreur, le fou finit par montrer la jambe malade, qui était encore enveloppée dans la plume; après l'avoir dégagée de cette enveloppe et l'avoir lavée, on fut fort étonné de la trouver guérie et dans une rectitude parfaite. » Certes, c'est une bonne leçon, quoique donnée par un fou.

D'après ce que nous venons de dire sur la fracture du col du fémur, il y a deux indications à remplir pour faciliter la réunion des pièces fracturées, et conduire le malade à la guérison. La première consiste à mettre ces pièces en rapport, en donnant au sujet et au membre fracturé la position convenable, et en exécutant la coaptation, sans qu'il soit besoin de faire ni extension, ni contre-extension. Les rapports et la rectitude du membre rétablis, il faut les maintenir au moyen d'un appareil contentif. Les pièces de cet appareil et la manière de l'appliquer, font le sujet de la deuxième indication.

Les conditions nécessaires pour remplir la première indication, sont, 1° de mettre le sujet dans une position horizontale, de manière à ce que la cuisse se trouve dans un rapport parallèle avec le bassin. Dans cette situation, les deux fragmens du col du fémur fracturé se touchent par tous les points de leur désunion, en sorte que, par suite du travail inflammatoire qui doit s'établir dans les deux fragmens osseux, les vaisseaux propres de chaque fragment, après s'être développés et allongés, adhéreront et s'anastomoseront entre eux pour former le cal; et cette condition est rigoureusement nécessaire.

Les membranes, nous le répétons, n'y contribuent que d'une manière indirecte; elles ne remplissent dans cette nouvelle ossification d'autres fonctions que celles de transmettre aux os qu'elles recouvrent les vaisseaux dont ils ont besoin pour leur nourriture, à moins que, par une affection maladive, ou par une aberration des propriétés vitales, ces membranes ne s'altèrent et ne participent dans certains cas à des ossifications contre nature, qu'on observe quelquefois dans certaines phlegmasies chroniques, sous l'influence desquelles l'on voit souvent un grand nombre de tissus divers convertis en substance de nature osseuse ou d'un aspect osseux : ce qu'il serait peut-être plus convenable d'appeler concrétions ossiformes. Mais lorsqu'il s'agit d'une ossification naturelle et harmonique, consécutive à celle de la formation des os, et uniquement destinée à les souder lorsqu'ils sont rompus ou désunis par une cause quelconque, ou à réparer leur déperdition de substance accidentelle, cette ossification doit se faire et se fait réellement de la même manière, et d'après les mêmes lois que celles qui président à la formation et à l'accroissement des os. Certes, on est bien convaincu aujourd'hui, contre l'assertion néanmoins de la plupart des physiologistes du dernier siècle, et de quelques anatomistes modernes, que cette ossification est le résultat du travail vasculaire artériel, mis en évidence par la macération dans l'acide muriatique affaibli, et par les maladies qui attaquent le tissu des os : ces vaisseaux se découvrent surtout dans le cal ou leur soudure. La nature, dis-je, après avoir produit un réseau vasculaire qui part d'autant de centres particuliers qu'il y a de principales artères nourricières, étend ses ramifications aux divers points de la circonférence; ce qui constitue autant de points d'ossification, dont le nombre est toujours relatif à l'étendue des surfaces plus ou moins convexes ou concaves des os. Dans tous les cas, ces points d'ossification marchent et se développent constamment de l'intérieur à l'extérieur, de manière à n'avoir aucun rapport avec le périoste. Quelquefois même ces pousses d'ossification vasculaires et divergentes pénètrent dans les insertions tendineuses à l'extrémité des os : c'est ce que l'on voit chez certains gallinacés, et c'est ce que j'ai vu maintes fois chez l'homme. On conserve au cabinet d'anatomie de l'école de chirurgie de la marine à Brest, le squelette d'un forçat, sur lequel on voit, aux extrémités des os des membres et aux os pubis, autant d'épines osseuses, de grosseur et de forme différentes, qu'il se faisait d'insertions tendineuses : la base de ces épines était continue à l'os, et la pointe se perdait dans l'épaisseur du tendon. Si l'on suit attentivement la transmission de la partie colorante dans les os, chez les jeunes animaux nourris avec la garence, on verra très-distinctement, ainsi que Haller l'avait observé, le travail d'ossification se faire, dans le sens divergent des principales artères nourricières vers les points éloignés, et l'on ne trouvera aucun atome de la partie colorante dans les tuniques fibreuses des os. Il est certains gallinacés, la poule noire, dite espagnole, par exemple, chez qui le périoste a une couleur brune : les os de cet oiseau ont cependant la même couleur blanche que ceux des autres animaux. Le professeur Andravi nous montra, étant à l'école pratique en 1790, l'un de ces animaux, chez lequel j'observai cette particularité. Au reste, il est facile de répéter une expérience que je fis à cette même école pratique; elle consiste à isoler de son périoste, au moyen d'une lame de ressort à pendule, une portion de cylindre d'un os long, tel que l'humérus, chez l'animal vivant, et de couper les deux bouts de ce cylindre osseux, ainsi dénudé, à l'aide d'un ciseau ou d'une gouge, avec l'attention de respecter le périoste. Il n'y a point de régénération, et il reste un vide relatif dans le membre avec une fausse articulation. Ainsi, nous avons vu plusieurs individus qui, par suite de fracas dans les membres, notamment au bras, avaient perdu la totalité ou une grande partie du corps de l'os, que la cause désorganisatrice avait séparé de son périoste, conserver chez eux autant d'espaces dépourvus d'os, qu'il y avait eu de perte de substance dans le cylindre de l'humérus (1).

Lorsque, par une cause mécanique quelconque, une portion de l'un des os de l'avant-bras ou de la jambe est détruite de manière à produire une déperdition de substance plus ou moins considérable, si l'os voisin n'a pas été fracturé, la cicatrice qui résulte de la blessure, avec cette perte d'os, reste déprimée, présente un enfoncement ou une échancrure relative, et on ne trouve aucune reproduction osseuse; cependant, ici, rien n'empêcherait l'épanchement, dans cet intervalle, de la substance gélatineuse ou albumineuse des anatomistes modernes, ou l'ossification des membranes

---

(1) *Voyez* le tome II de mes Campagnes, pag. 133.

fibreuses ou celluleuses ambiantes de la plupart des physiologistes du dernier siècle. Le fait est que la soudure ou l'ossification nouvelle, propre à réparer cette déperdition de substance, n'a pas eu lieu, parce que les vaisseaux des deux fragmens de l'os restés sains, étant plus ou moins éloignés l'un de l'autre, n'ont pu s'allonger suffisamment, s'anastomoser et adhérer entre eux pour former le cal, ou pour réparer la perte de l'os (1). Les réparations des cylindres osseux qu'on a vus complets en apparence, à la suite des nécroses, se sont faites, non au moyen du périoste, comme beaucoup d'auteurs anciens et modernes l'ont annoncé, mais bien aux dépens des vaisseaux de la substance corticale de l'os restée saine, dont le noyau s'est nécrosé : aussi ce noyau présente-t-il à sa surface des inégalités et des sillons qu'on a mal à propos attribués à l'effet des absorbans, tandis que c'est le résultat de la séparation des vaisseaux internes de cette couche corticale restée saine, d'avec la sur-

(1) *Voyez* le dessin des deux os de la jambe, au tom. VIII du Journal complémentaire du Dictionnaire des Sciences médicales.

face extérieure du cadavre osseux avec lequel cette première était primitivement dans un rapport vital et de continuité. Ce travail de végétation osseuse se développe et s'étend plus ou moins, selon l'âge du sujet et l'époque où l'on a extrait le corps étranger; si le malade est jeune, et que ce squelette soit enlevé de bonne heure, les deux portions d'entonnoir frangées dans lesquelles il était renfermé, se développent dans tous les sens, et parviennent quelquefois à remplir tout l'espace occupé primitivement par l'ancien os, en envahissant même un grande partie du membre, et en déterminant le gonflement, avec une induration temporaire, des membranes fibreuses et autres parties ambiantes, ce qui a fait croire à une véritable ossification du périoste. Mais ensuite, tout rentre dans l'ordre. Les parois de ces portions d'étuis osseux se rapprochent, la cavité s'en efface graduellement, et cette portion osseuse nouvelle se réduit à un volume relatif au degré de développement où la couche corticale vasculaire a pu parvenir; mais, à moins d'une maladie nouvelle dans ce dernier os, qui peut alors lui faire éprouver toutes sortes d'aberrations, il y aura toujours, comme je l'ai dit, une dépression et un raccourcissement dans le membre, relatif à la perte de substance de l'ancien os. Au reste, je n'ai pas eu l'intention d'étendre mes réflexions sur la nécrose des os : cet article est traité avec le plus grand soin et une profonde érudition dans le *Dictionnaire des Sciences médicales*. D'ailleurs, toutes mes remarques, puisées dans l'expérience, avaient été faites par Haller, Scarpa, Brun et autres chirurgiens célèbres du dernier siècle (1).

Les absorbans n'ont aucune action sur les corps durs qui sont isolés de l'organisme vivant ; ainsi nous avons trouvé des fragmens d'os qui, séparés à l'instant d'une fracture de leurs membranes ou attaches fibreuses, avaient séjourné des années entières dans les parties vivantes, à la suite des coups de feu, présenter la même forme et le même poli (surtout lorsqu'ils ont appartenu à la substance compacte) qu'à l'époque de leur séparation du corps de l'os fracturé.

(1) *Voyez* les OEuvres de Richerand et de Léveillé.

Je pourrais rapporter, à l'appui de ces vérités physiologiques, un grand nombre de faits; mais il me suffira sans doute de présenter les réflexions qui suivent pour compléter, ce me semble, la solution du problème qui m'occupe.

Dans l'opération du trépan, par exemple, le péricrâne est enlevé au moyen de la rugine, et l'on n'a jamais vu la dure-mère s'ossifier pour obturer le trou fait par la scie cylindrique. Comment l'obturation se ferait-elle donc ? Cependant, elle a lieu dans des proportions relatives à la perte de substance et à l'âge du sujet. Lorsqu'il est jeune, et que la couronne du trépan est petite, l'obturation se fait ou peut se faire en totalité. Dans tous les cas, on voit les bords de l'ouverture s'amincir, se rapprocher de la circonférence au centre, de manière à ne laisser qu'un trou à peine sensible, qui disparaît même avec l'âge. Ce travail d'ossification n'appartient assurément ni au péricrâne, ni à la dure-mère. La première membrane est détruite au loin ; et, si la deuxième concourait à l'ossification, elle produirait un bouchon vertical qu'on aurait vu et qu'on distinguerait facilement.

Au reste, l'on sent d'avance quels seraient, pour l'intégrité des fonctions du cerveau, les inconvéniens de cette production osseuse à travers un trou fait au crâne (1).

---

(1) *Voyez* l'observation ci-après, pour obtenir là preuve de ce que j'ai avancé.

Dans une manœuvre de cavalerie, que le maréchal Bessières faisait faire au Champ-de-Mars, dans les premiers jours de juin 1803, le sieur Plaigniol, âgé de vingt-cinq ans, brigadier dans le corps des grenadiers à cheval, fut renversé avec son cheval à l'instant d'une charge, et foulé aux pieds des autres chevaux de sa compagnie. Lorsqu'il fut enlevé du terrain après la charge, on le trouva sans connaissance et sans signe de vie : transporté à l'hôpital, le chirurgien de garde lui prodigua vainement ses soins ; l'état de ce grenadier était de plus en plus alarmant.

Le lendemain, à ma visite, je découvris une plaie contuse à la région pariétale droite, près de l'orbite, avec fracas aux os subjacens ; il existait gonflement et ecchymose dans toutes les parties molles du crâne et de la face, surtout du côté droit ; l'épaule du même côté était également fort ecchymosée, et l'on sentait de la crépitation sur le trajet de l'épine du scapulum, qui était fracturée ; tout le reste de l'habitude du corps était parsemé d'ecchymoses plus ou moins larges. Le pouls était à peine sensible et très-lent, les extrémités étaient froides, toutes les fonctions mentales et sensi-

Les fractures des mâchoires, dont le périoste, d'ailleurs très-mince, est presque

---

tives suspendues ; il y avait eu saignement par le nez, par la bouche et par les oreilles, émission involontaire des excrémens et de l'urine ; et l'on s'attendait d'un instant à l'autre à voir ce militaire s'éteindre complètement. Malgré cet état désespéré, je voulus essayer de mettre en usage toutes les ressources de l'art ; en conséquence, je débridai largement la plaie, et je mis à découvert toute l'étendue d'une fracture en étoile, qui existait au point de réunion de l'angle antérieur et supérieur de l'os pariétal avec le point correspondant du frontal ; plusieurs branches de la temporale furent liées ; les pièces fracturées furent ruginées dans toute leur surface, pour pouvoir appliquer le trépan ; mais je me contentai, pour le moment, d'un pansement simple et ordinaire. Plusieurs séries de ventouses furent appliquées sur la poitrine et les épaules, des embrocations de vinaigre camphré bouillant furent faites sur le bas-ventre et les membres inférieurs ; une potion cordiale et des lavemens excitans furent administrés. Après le débridement de la plaie, le malade commença à donner quelques signes de vie, et il proféra quelques paroles ; le pouls et la chaleur se développèrent ; de légers mouvemens convulsifs se manifestèrent du côté droit du corps, tandis que tout le côté gauche se trouva frappé de paralysie ; les déjections alvines et urineuses se faisaient toujours involontairement, et le malade était fort agité. Une forte saignée totalement envahi par des insertions tendineuses, se soudent très-facilement lors-

du bras fut faite pendant la nuit, et des cataplasmes de moutarde furent appliqués aux pieds. Le 4, les symptômes de la compression du cerveau s'étant développés, je n'hésitai point à appliquer une couronne de trépan au point le plus déclive de la fracture, et à l'angle d'une pièce enfoncée; celle-ci extraite, il sortit de la cavité du crâne environ une once de sang noirâtre et liquide, qui se trouvait épanché sous le lobe antérieur du cerveau, entre la faux de la dure-mère et la scissure de Sylvius : la méninge était déchirée dans une assez grande étendue, et le côté externe de la portion désignée de l'encéphale était ecchymosée. Cet épanchement paraissait se propager profondément, car le sang, sans changer de couleur, continua de couler encore quelques minutes (la tête étant mise dans une position favorable). Après cette opération, le malade reprit en partie l'usage de ses sens, à l'exception de la vue, dont il était totalement privé. Le danger se conserva pendant les neuf à dix premiers jours, mais ensuite la suppuration s'établit, une partie de la dure-mère s'exfolia, des bourgeons charnus se développèrent de toutes parts, des lamines osseuses se détachèrent successivement des bords du trou de la couronne du trépan et de l'espace qu'avait laissé l'esquille enlevée, toutes les parties tuméfiées du crâne et de la face se dégorgèrent graduellement, et, après une quarantaine de jours de traitement, la cicatrice de cette large plaie lorsqu'on peut maintenir les pièces en contact, parce que les vaisseaux de ces os sont

---

se fit de la circonférence au centre ; un point resta long-temps fistuleux et profondément déprimé ; les pulsations du cerveau se faisaient sentir à travers cette cicatrice mince et celluleuse, qui n'obtura complètement la petite ouverture que plusieurs mois après; cependant elle se consolida, et les pulsations du cerveau disparurent par degrés ; enfin, malgré la déperdition de substance, qui était résultée de l'application du trépan et de l'extraction d'une esquille aussi large que la pièce produite par la couronne de l'instrument, les vaisseaux des bords ramollis de cette ouverture osseuse se sont développés et allongés de la circonférence au centre, de manière à s'entre-toucher à leur sommet, à contracter des adhérences mutuelles, et à fermer entièrement le vide qui existait primitivement : la cicatrice est si complète, qu'on ne trouve plus aujourd'hui la trace de cette ouverture.

L'hémiplégie s'est dissipée graduellement sous l'influence des moxas appliqués à la nuque, au cou, et sur les côtés du rachis. La vue s'est imparfaitement rétablie dans l'œil gauche ; le droit est toujours privé de ses facultés visuelles. Je pense que la percussion imprimée par le coup de pied de cheval sur la tête de ce brigadier, a rompu le nerf optique du même côté, tandis que l'épanchement qui comprimait la substance médullaire du cerveau, donnant origine au nerf du côté opposé, n'a fait qu'affaiblir et suspendre les fonctions vitales de ce nerf, fonctions que les moxas ont contribué très-nombreux et d'un développement facile, à raison des grosses et nombreuses artères nourricières qui pénètrent dans leur substance : aussi le cal s'y forme-t-il très-promptement, surtout chez les jeunes sujets. Mais que l'on ne croie pas que la nature ait besoin de cette substance intermédiaire pour opérer la soudure de ces os, pas plus que pour celle des autres os de l'économie vivante. Enfin, je pense que les vaisseaux seuls de chaque fragment établissent leur union et leur soudure. Dans tous les cas, la réduction des dimensions de la mâchoire ou des os maxillaires sera en raison de l'étendue de la perte de substance qu'ils auront éprouvée, parce que rien ne remplit l'espace que laisse cette destruction. Aussi, si l'on ne peut affronter, ou que l'on néglige de mettre en rapport les fragmens osseux, après avoir toutefois extrait les corps étrangers, il restera, avec la

---

à rétablir. Il en est de même de la mémoire des objets ou des noms que ce militaire avait entièrement perdue : car à peine se souvenait-il, plusieurs mois après sa chute, de son propre nom ; cette faculté, bien qu'elle soit en partie rétablie, est encore très-infidèle.

mobilité des fragmens, un vide relatif à la déperdition de substance (1).

J'ai vu chez plusieurs sujets, surtout chez ceux qui sont encore jeunes, les premières couches de la substance compacte de l'un des os longs, du tibia, par exemple, s'exfolier après avoir été nécrosées par une cause qui avait détruit le périoste dans toute sa surface antérieure, telle que la pourriture d'hôpital; j'ai vu ces couches être remplacées par des bourgeons rouges, vasculaires, disposés par lignes parallèles, qui succédaient aux lames nécrosées au fur et à mesure que ces lames se détachaient; ces bourgeons vasculaires s'ossifiaient du jour au lendemain, c'est-à-dire qu'en très-peu de temps le phosphate calcaire remplaçait le vermeil de ces vaisseaux, et leur donnait

(1) *Voyez*, entre autres observations qui confirment cette vérité, celle du nommé Vauté, caporal de la 88e demi-brigade de l'armée d'Egypte : ce militaire a survécu à sa blessure pendant dix-huit ans ; il a péri de mort violente à l'hôpital de Charenton ; la tête préparée de ce sujet est déposée dans mon cabinet pathologique. Voyez aussi les détails très-circonstanciés qui en ont été donnés dans le *Dictionnaire des Sciences médicales*, tom. XXIX.

bientôt la couleur et la consistance osseuses; une nouvelle membrane cellulaire, plus ou moins dense, fournie par les tissus voisins, finissait ensuite par recouvrir cette nouvelle ossification ; mais il restait toujours au point de la cicatrice une dépression relative à la déperdition de substance.

La rotule se trouve dans les mêmes conditions anatomiques que le col du fémur dont la fracture est l'objet principal de ce Mémoire ; c'est-à-dire que ce premier os étant également dépourvu de périoste (il est recouvert d'un tissu mince, composé de fibres parallèles, qui sont évidemment la continuation de celle du tendon des muscles extenseurs de la jambe), ne pourrait se souder lorsqu'il est divisé dans toute son épaisseur par une fracture, et c'est ce qu'on avait cru jusqu'à nos jours ; néanmoins la réunion, ou la soudure des pièces séparées, se fait parfaitement, et souvent même sans laisser au dehors la moindre trace de la fracture, lorsqu'on les maintient dans un contact immédiat, à l'aide d'un appareil convenable ; j'ai obtenu ce résultat maintes fois. Cette réunion se fait au moyen de la communication des vaisseaux propres à chaque fragment osseux, d'autant plus faciles à se développer, que cet os est très-spongieux. Dans les cas, au contraire, où les moyens de réunion sont négligés, il reste un écartement relatif, et les fragmens dont les bords rompus sont un peu amincis, conservent à peu près le même volume qu'à l'époque de la fracture. Une bandelette fibreuse leur forme un ligament commun ; ce sont les fibres tendineuses du triceps fémoral extenseur de la jambe, dans l'épaisseur desquelles la rotule se développe comme un os sésamoïde. Ces fibres, d'abord isolées du fragment de la rotule, se resserrent latéralement, et s'allongent ensuite pour produire ce ligament destiné à fixer le rapport des deux pièces fracturées, et à empêcher un trop grand écartement. Sœmmerring, d'ailleurs, est parvenu à injecter les vaisseaux du cal qui unit les os fracturés; je présente une lame de cicatrice osseuse ou du cal, préparée par cet anatomiste célèbre (1).

Les ankyloses des articulations qui dépendent de l'âge, de l'immobilité prolongée, ou d'un rhumatisme latent et chro-

(1) *Voyez* la 4e planche, fig. 3.

nique, se font sans l'intermède des appareils fibreux, et par la communicaton exclusive des vaisseaux des pièces articulaires dans les points de contact, et toujours dans le sens divergent de ces mêmes vaisseaux; ces pièces articulaires perdent d'abord leurs cartilages diarthrodiaux; ensuite, les points dépouillés de cette enveloppe cartilagineuse s'enflamment graduellement: les extrémités des vaisseaux osseux perdent leur courbure, se déplissent, pour ainsi dire, se développent, s'allongent, cherchent à s'anastomoser entre eux, et forment ainsi la soudure. (L'on peut se convaincre de cette vérité par l'examen du squelette de Peyret, déposé au Muséum de la Faculté de médecine.)

Chez quelques sujets attaqués de carie aux vertèbres, que j'ai eu le bonheur de conduire à la guérison par des moxas, mais qui ont succombé à d'autres maladies, j'ai également observé que le surtout ligamenteux, ou périoste des vertèbres, ne sert point à la cicatrisation des portions cariées de ces vertèbres. Elle se fait sous ces membranes fibreuses, et par les seuls vaisseaux des os cariés, qui se développent, se rapprochent, et cherchent à se réunir par les points de contact qui leur sont le plus favorables; les vertèbres elles-mêmes s'affaissent pour favoriser cette communication et la soudure (1).

L'accroissement des dents, chez tous les animaux, s'achève hors de leurs alvéoles ; et chez plusieurs d'entre eux, comme chez l'éléphant, elles contractent hors de ces cavités osseuses, une adhésion mutuelle dans les points d'un contact immédiat ; fracturées dans leurs racines, elles se soudent entre elles à l'instar des autres os de l'animal. Le cal, chez ces premiers, présente les mêmes phénomènes, et se fait d'après les mêmes lois; car les dents, ainsi que la rotule et le col du fémur, sont dépourvues de périoste, tel que nous l'observons sur le reste du système osseux. Un tissu cellulaire très-mince enveloppe la racine des dents, et les sépare des alvéoles.

Si au contraire les vaisseaux de l'os sont altérés par une cause morbide particulière, quelle que soit d'ailleurs l'intégrité du périoste, il n'y a point de soudure dans les os

(1) *Voyez* le Mémoire sur la Rachialgie, dans le quatrième volume de mes Campagnes.

fracturés ; de même, dans la viellesse bien que le périoste ne diffère pas essentiellement de celui des jeunes sujets, le cal des fractures survenues à cet âge, se fait très-difficilement, et n'a lieu qu'après un laps de temps considérable, parce que l'os étant trop dense ou trop compact, les vaisseaux du cal ne peuvent s'y développer, ou que très-difficilement. C'est sans doute ici que la virole osseuse des partisans de l'ossification du périoste se manifesterait, si elle devait avoir lieu.

Tout prouve donc contre l'opinion généralement établie, et préconisée encore tout récemment dans des ouvrages très-accrédités, que la soudure et la réparation des os ne se fait et ne peut se faire que par les vaisseaux propres des pièces osseuses lésées, et non par les membranes qui les enveloppent ou les tapissent intérieurement, ni par d'autres substances intermédiaires. Comme c'est par le même mécanisme, l'interposition de ces substances, que les mêmes anatomistes expliquent la formation de la cicatrice des plaies dans les parties molles, je dirai en passant que cette cicatrice se fait de la même manière que la soudure des os; car sans le développement et l'adhésion mutuelle des vaisseaux des parties divisées, on ne peut espérer aucune réunion ni cicatrice : ce qui détruit entièrement l'idée de ces prétendues réunions de parties totalement séparées du reste du corps vivant, et démontre l'erreur de ceux qui veulent que ces cicatrices se fassent, comme je l'ai dit, au moyen d'une substance glutineuse intermédiaire, fournie ou exhalée par les vaisseaux des lèvres de la plaie; au reste, les vaisseaux de ces cicatrices se mettent en évidence et s'injectent comme ceux de la soudure des os, et sans doute avec beaucoup plus de facilité.

En revenant à la fracture du col du fémur, je ferai observer que le vrai moyen de seconder les vues de la nature, pour la soudure parfaite des fragmens osseux, est de fixer d'une manière immobile le membre blessé dans un appareil convenable, et de faire observer au malade la position où il doit être tout le temps nécessaire à la formation du cal; l'espace ordinaire est de soixante à quatre-vingt-quinze jours, plus ou moins, selon l'âge du sujet, ou selon toute autre circonstance.

Cet appareil se compose de compresses qui doivent tenir lieu d'attelles, d'un ou de plusieurs bandages à dix-huit heefs, de remplissages en balle d'avoine de toutes formes et de toutes grandeurs, de fanons en paille au nombre de deux, d'un drap pour les y rouler, et de plusieurs autres pièces qu'il est inutile de désigner.

Tandis que le membre est maintenu par un aide dans la position et la rectitude convenables, on applique d'abord les compresses immédiates, imbibées d'une liqueur répercussive, telle que le vin ou le vinaigre camphré, mêlé à du blanc d'œuf, et on place successivement le bandage à dix-huit chefs, de manière à faire imbriquer les bandelettes les unes sur les autres; enfin on termine le pansement par l'arrangement des fanons roulés dans leur drap soustendu; une forte ceinture doit fixer l'extrémité supérieure du fanon externe autour du bassin. Au lieu d'une semelle en bois, on passe sous la plante du pied un étrier fait avec une pièce de toile double, d'une longueur et d'une largeur relatives, pour soutenir le pied dans la flexion permanente. Cet étrier doit être fixé, au moyen de fortes épingles, sur les deux fanons, après l'avoir croisé sur le coude-pied. Cet appareil terminé, on laisse le malade dans le repos, et le membre dans la position où il a été placé, pendant le laps de de temps qu'on jugera convenable. L'appareil n'a besoin d'être renouvelé, qu'autant que le gonflement, qui a pu exister d'abord, s'est dissipé; mais il faut éviter, autant que possible, de le renouveler après le vingtième jour, parce que c'est l'époque où le travail inflammatoire commence pour opérer la soudure des os. Les premières vingt-quatre heures passées, il n'est plus nécessaire de l'arroser.

Cet appareil, plus difficile à décrire qu'à appliquer, m'a constamment présenté les plus grands avantages. Les premières pièces qui le composent, placées uniformément sur la surface du membre fracturé (la coaptation étant faite), exercent une compression exacte, douce et uniforme sur tous les muscles, de manière à en vaincre l'action; car sans elle on n'a pas à craindre le déplacement; ces pièces fixent en rapport les os fracturés, à l'instar des attelles, sans en avoir les inconvéniens. A l'aide de cet appareil, on maintient parfaitement les fractures obliques, même avec chevauchement, à plus forte raison celles qui sont transversales, soit des membres simples, soit des membres composés, et jamais je n'ai eu besoin d'employer les mécaniques à extension permanente dont les inconvéniens plus ou moins graves, ont été analysés plus haut. En effet, aucune des pièces de cet appareil n'exerce, sur le membre, de compression pénible ni douloureuse, et ne cause d'irritation ; aussi, les sujets que j'ai traités d'après cette méthode, n'ont jamais eu un instant de fièvre traumatique. Cet appareil réunit d'ailleurs à une grande simplicité, une solidité telle, que j'ai fait voyager sur des voitures mal suspendues, et à de grandes distances, un grand nombre de blessés atteints de fractures de cuisse (1) et de jambe,

(1) J'ai montré à l'Académie royale de Médecine le nommé Justice (Dominique), canonnier à cheval de l'ex-garde, et aujourd'hui à l'hôtel royal des Invalides. Ce militaire, qui eut la cuisse fracturée par un biscaïen, en 1809, à la bataille de Ratisbonne, présente une fausse articulation dans le corps du fémur droit, et un ulcère au talon du même côté, avec raccourcissement d'environ six pouces dans l'état de sustenta-

pansés avec cet appareil, sans qu'il y ait eu le moindre déplacement dans les os fracturés, et sans que les blessés aient éprouvé le moindre inconvénient.

Enfin, l'expérience m'a prouvé que cet appareil, purement contentif, est celui qui remplit le mieux l'indication ; il conserve dans un juste rapport les os fracturés, favorise la formation du cal, et maintient le membre dans une immobilité et une rectitude parfaites.

L'appareil, pour les fractures des membres supérieurs, est plus simple ; un carton sous le bras avec un bandage à plusieurs chefs ; une écharpe pour suspendre l'avant-bras, et un coussin pyramidal, fixé à un bandage de corps, pour former un appui uniforme au membre, suffisent pour les fractures de la clavicule et du bras, soit simples, soit compliquées : dans la première,

---

tion ; on sent parfaitement, à travers les chairs épaisses du membre, les deux fragmens séparés l'un de l'autre, et arrondis à leur extrémité. Cette infirmité grave a été le résultat de l'application de l'appareil à extension permanente dont on fit usage, pour ce cas, dans un des hôpitaux de l'armée.

il faut que l'écharpe embrasse tout le bras, en portant le coude un peu en arrière, au moyen de plis réguliers que l'on fait faire à cette écharpe, et que l'on fixe par quelques points d'aiguille. Celles de l'avant-bras sont maintenues par un appareil analogue, et dans tous les cas les attelles sont toujours nuisibles ou inutiles.

La dernière personne à Paris pour qui j'ai fait usage de l'appareil que je viens de décrire, est le lieutenant-général baron Fririon ; cet officier général, âgé d'environ cinquante-cinq ans, se cassa le col du fémur droit dans une chute faite brusquement de sa hauteur, dans les premiers jours de novembre 1819; la fracture étant très-évidente et reconnue des assistans comme des médecins déjà appelés près du général, je m'empressai de préparer l'appareil et d'en faire l'application, que je fis précéder de celle de ventouses mouchetées, posées sur toutes les parties ecchymosées ou douloureuses de la cuisse; cette précaution est importante.

Au reste, l'opération relative à cette fracture, pour être bien faite, est longue, difficile, et surtout très-pénible, parce que toutes les pièces de l'appareil doivent être appliquées avec une justesse et une uniformité parfaites. Le général Fririon en a supporté les effets sans douleur, et sans qu'il y ait eu un quart d'heure de fièvre ; l'appareil n'a été renouvelé qu'une seule fois avant le vingtième jour, et il a été levé ensuite pour toujours, le soixante-quinzième de l'accident : le membre s'est trouvé dans ses justes rapports, sans difformité, sans la moindre excoriation ; seulement il existe deux ou trois lignes de raccourcissement. Au quatrième mois, le général a commencé à marcher à l'aide de béquilles ; maintenant, la progression se fait chez lui avec la plus grande aisance et sans claudication ; le membre a repris sa forme, sa conformation et son embonpoint primitifs ; enfin, la cure peut être considérée comme parfaite.

FIN.

EXPLICATION DE LA PLANCHE 1ère.

Instrumens relatifs à l'application du Moxa.

Fig. I. Cautère métallique dont on se sert quelquefois dans la fémoro-coxalgie.

Fig. II. Chalumeau en cuivre ou en fer.

Fig. III. Porte-moxa monté.

Fig. IV. Fragmens du Porte-moxa.

Fig. V. Moxa chinois.

Fig. VI. Moxa en coton, revêtu de toile fine.

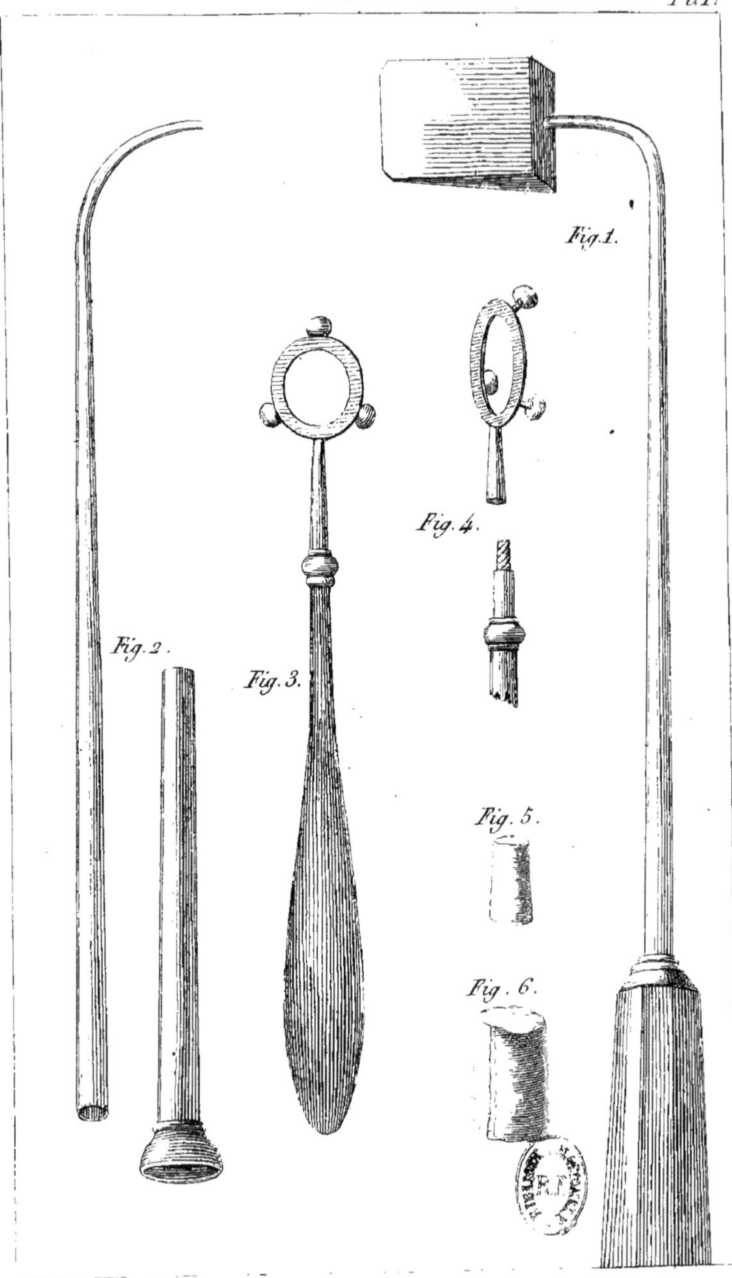

D.A. Duponchel del.

EXPLICATION DE LA PLANCHE II.

Figure de poupée japonaise.

Fig. I et II. Poupée vue par ses faces antérieure et postérieure.

Fig. III. Région plantaire d'un pied.

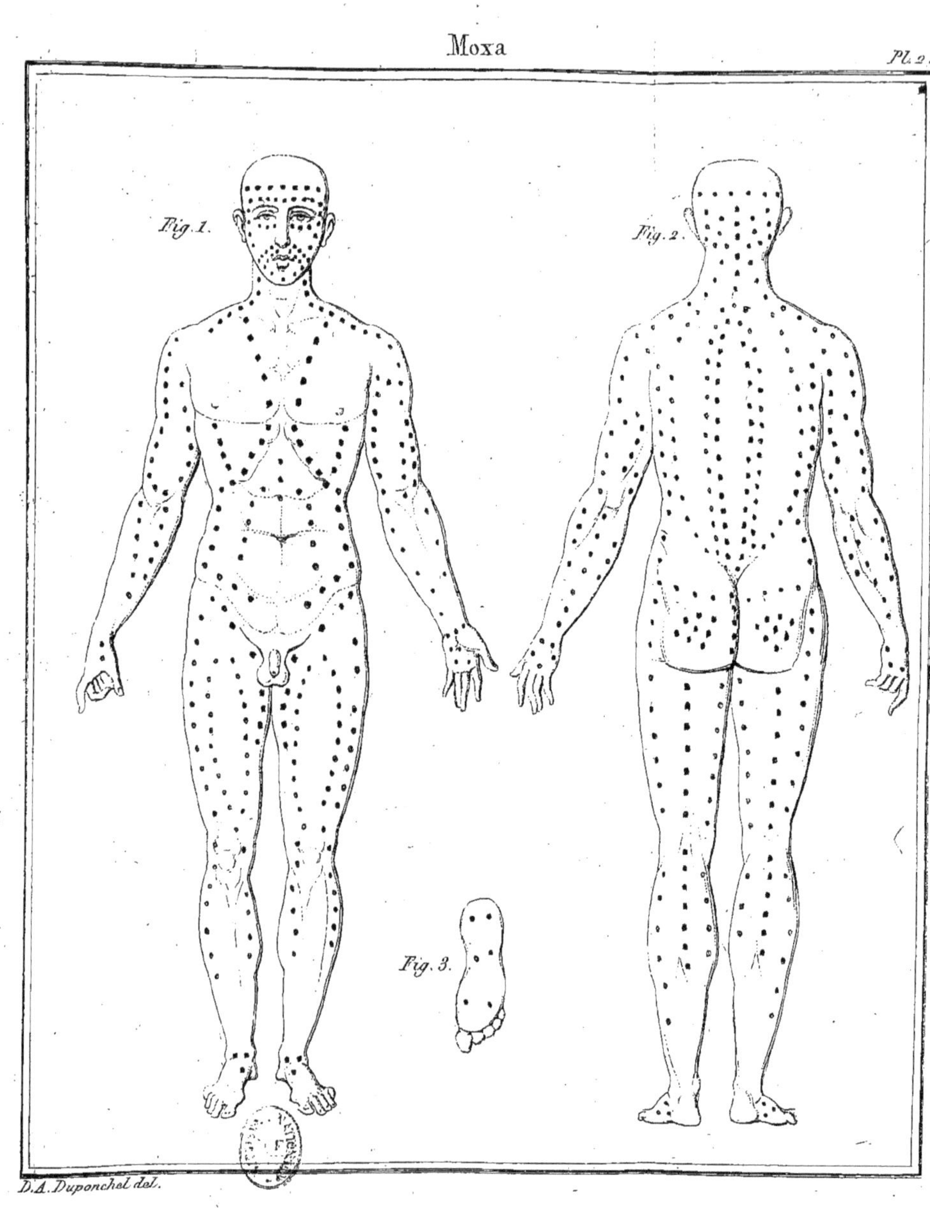

D. A. Duponchel del.

EXPLICATION DE LA PLANCHE III.

Cette planche représente la face inférieure du cerveau du sujet dont l'observation est rapportée à la suite du Mémoire sur la nostalgie.

a. a. a. Trajet de la blessure. Ce sillon oblique indique la lésion faite par l'instrument vulnérant.

b. Terminaison de la blessure sur le côté interne et supérieur de la racine du nerf optique droit.

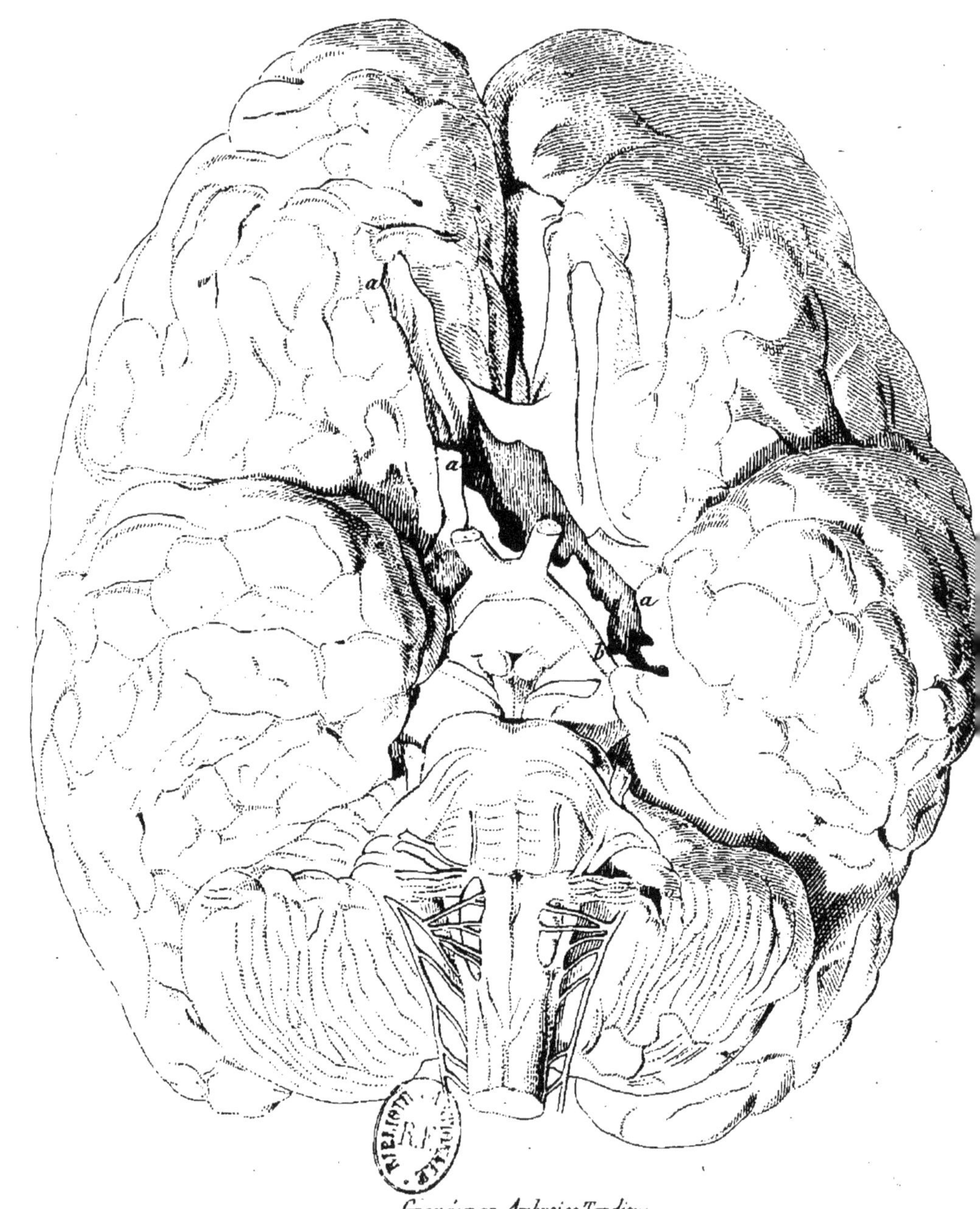

Gravé par Ambroise Tardieu.

EXPLICATION DE LA PLANCHE IV.

Vaisseaux de diverses parties.

N° I. Vaisseaux d'un segment de l'iris, injectés par Prochaska, formant les plis ou rayons de cette membrane.

A. Grande circonférence de l'iris.

B. Bord pupillaire.

N° II. Vaisseaux d'une portion d'un des muscles locomoteurs, formant évidemment la fibre élémentaire du muscle.

N° III. Vaisseaux développés à l'extrémité d'une portion d'os fracturé, pour former le cal.

1.

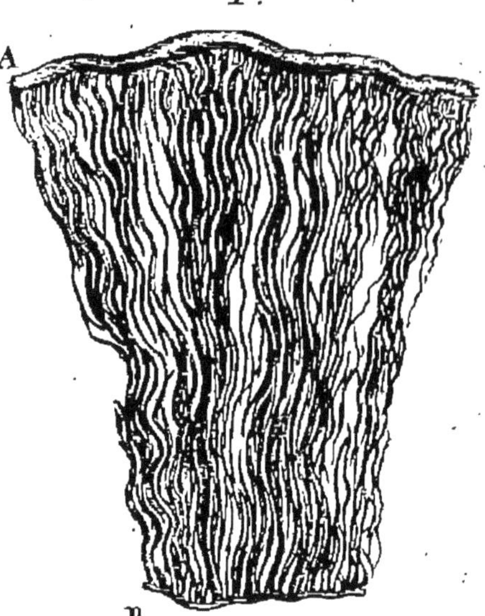

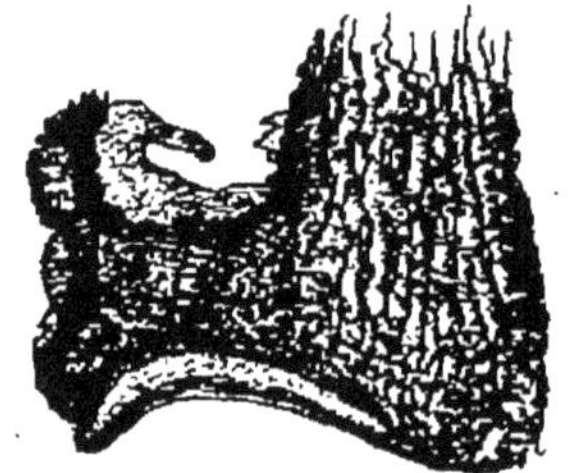

3.

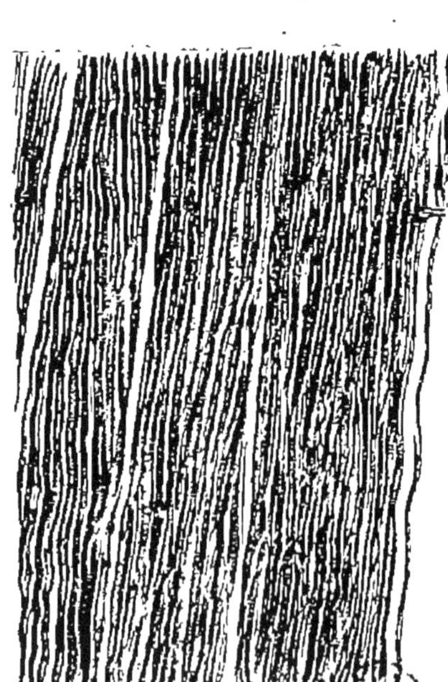

2.

Gravé par Ambroise Tardieu

ERRATA.

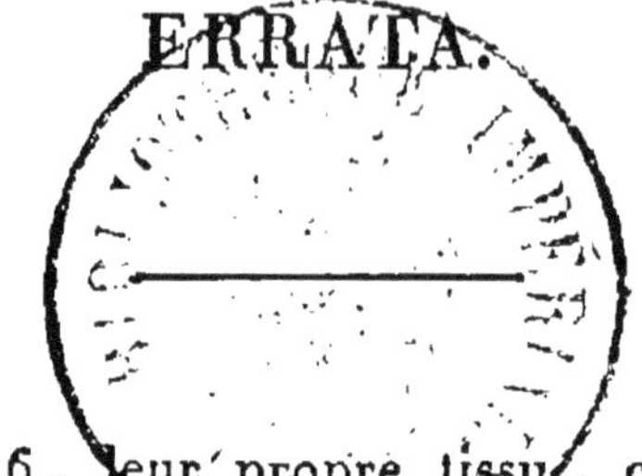

Pages 25, ligne 6, leur propre tissu, cette substance, *lisez* leur propre tissu ; cette substance.

64, lig. 18, d'une fièvre gastro-entérite ; *lisez* d'une gastro-entérite.

93, lig. 9 et 10, le malade, *lisez* le malade,

110, lig. 16, huitième observation ; *lisez* neuvième observation.

115, lig. 12, invalides, les phénomènes ; *lisez* invalides. Les phénomènes.

147, lig. 2, la tumeur opérer de résolution ; *lisez* s'opérer la résolution de la tumeur.

150, ligne 1, ilio-fémorale : *lisez* iléo-fémorale.

159, lig. 12, caries ; *lisez* cariées.

167, lig. 19, se tombent ; *lisez* tombent.

206, lig. 23, il ne put ; *lisez* il put.

264, lig. 9, de l'iléo-lombaire ; *lisez* de l'artère iléo-lombaire.

314, lig. 3, hcefs ; *lisez* chefs.

www.ingramcontent.com/pod-product-compliance
Ingram Content Group UK Ltd.
Pitfield, Milton Keynes, MK11 3LW, UK
UKHW020158250726
13967UKWH00003B/1134